Wirkstoffverzeichnis

W0198480

Handelsnamenverzeichni

Adrenalin	Adrenalin
Suprarenin®	Adrenalin
Atropinsulfat	Atropin
Atropinum sulfuricum	Atropin

edikamentengruppen:

- **Herzfrequenz steigernd** – Antibradykarde Pharmaka
- **Herzfrequenz senkend** – Antitachykarde Pharmaka
- **β-Blocker** – β-Adrenozeptorenblocker
- **Sonstige Herzwirkung** – Kardiaka
- **Kreislauf steigernd** – Antihypothensiva
- **Kreislauf senkend** – Antihyperthensiva
- **Atmung/Lunge** – Ventilationsstörungen
- LW **HLW-Medikamente**
- **Fiebersenkend** – Antipyretika
- **Erbrechen** – Antiemetika
- **Entwässernd** – Diuretika
- **Wirkung auf Blut** – Homöostase
- **krampflösend** – Antikonvulsiva
- **muskulaturerschlaffend** – Muskelrelaxanz
- **schmerzlösend** – Analgetika
- **Schlafmittel** – Hypnotika/Narkotika
- **Volumenersatz** – Plasmaersatzmittel
- **Augen** – Ophthalmika
- **Schwangerschaft** – und Geburt
- **Psyche beeinflussend** – Psychopharmaka
- **Allergien** – Antiallergika
- **Gegengifte** – Antidote
- Hilfsmittel
- Lyse **Lyse** – Thrombolyse
- **Zusatzinformationen**
- A-Z **Stichwortverzeichnis**

Vorwort

Noch ein Buch über Notfallmedikamente? Ja genau, noch
Buch über Notfallmedikamente. Aber eines, das ein bisschen
ders ist, als die bisherigen. Eines, das nicht für die Klinik ta
und auch nicht dafür gedacht ist! Eines, das nicht überfüllt
mit Informationen und Hintergrundwissen – sondern das die
formationen auf das Nötigste beschränkt. Eines, das wirklich
die Notfallmedizin, also für den Einsatz gedacht ist! Eines, d
nicht abschreckt und deshalb auch hoffentlich nicht so schnell
irgendeinem Bücherregal landet.

Das vorliegende Buch enthält so wenig Information wie mö
lich, aber gleichzeitig so viel wie nötig. Unter dem Leitgeda
ken „Weniger ist mehr“ wollte ich in erster Linie ein hilfreiche
Schnell-Nachschlagewerk für den Einsatzfall schreiben. Die In
halte fokussieren sich ausschließlich auf die Fragestellungen de
Notarztes/Rettungsassistenten im Einsatz. Ein hilfreiches Buc
das jeder Rettungsdienst-Mitarbeiter in der Tasche haben sollte.

Als ich begann, mich mit Notfallmedikamenten zu beschäftiger
habe ich festgestellt, dass viele Autoren die Einteilung in phar
makologische Gruppen vorgenommen haben und zu jedem Me
dikament eine Vielzahl an pharmakologischen Details boten. Ic
empfand es als äußerst mühsam, die für mich eigentlich wich
tigen Informationen herauszufiltern und so verlor ich schnell di
Lust, mich tiefer in die Materie hineinzuarbeiten. Ich flüchtete
mich in Gedanken wie „Schließlich ist ja der Notarzt der Verant-
wortliche für die Medikamentengabe, soll er doch sagen was e
haben will.“

Ganz so einfach ist es aber in der Praxis dann doch nicht. Na-
men und Wirkstoffe ändern sich bisweilen und nicht jeder Notarzt

eiß, welche Medikamente in welchem Rettungsmittel vorgehal-
n werden. Da ist dann eben doch der Rettungsdienst-Mitarbeiter
efragt. Er muss wissen, welche Medikamente er zur Verfügung
at, wo sie sich befinden, wofür sie eingesetzt werden und zum
uten Schluss, wie sie verabreicht werden. Nicht mehr und nicht
eniger. So entstand dieses Buch und die Einteilung in diese Me-
kamentengruppen, die sich von der Frage ableitet: „Was will ich
achen?"

lso: Medikament, Indikation, Kontraindikation, wichtige Anmer-
ungen und Dosierung für den Einsatz. Für den Einsteiger über-
ichtlich, einfach, anschaulich und auf den ersten Blick erfassbar.
ls Zugabe für den Ambitionierteren, den Wissensdurstigen gibt
s auf der Rückseite Details zu jedem Medikament.
in Buch, das einfach funktioniert. Es ist nicht nur inhaltlich, son-
lern auch dank der praktischen Ringbuchbindung im handlichen
Taschen-Format absolut praxistauglich.
ch habe immer nach einem solchen Buch gesucht. Jetzt ist es da:
Ein schnelles Nachschlagewerk für den Einsatz!

Dem aufmerksamen Leser werden bestimmt hier und da Ideen zur Verbesserung einfallen. Vielleicht haben sich Fehler eingeschlichen oder es gibt neue Medikamente auf den Rettungsmitteln. Anregungen, Vorschläge und Kritik – gerne auch positive – bitte an: olaf.pohlmann@naseweis-verlag.de

Danken möchte ich allen Ärztinnen und Ärzten, Kollegen, meinen Freunden und meiner Familie, da sie dieses Projekt in unterschiedlicher Art und Weise unterstützt haben! Besonderer Dank gilt dabei Dr. Jörn Worbes für die Zeit und die Arbeit, die er mir und diesem Buch gewidmet hat.

Erläuterungen zum Gebrauch

Die Medikamente in diesem Buch sind nach Indikationen in e zelne Kapitel aufgeteilt. Die sich am Therapieziel orientierenc Einteilung bringt es mit sich, dass für unterschiedliche Notfa bilder ein Medikament doppelt oder gar dreifach im Buch zu fi den ist. Die einzelnen Dosierungen, Kontraindikationen und Hi weise sind dann speziell auf das jeweilige Notfallbild abgestimn Damit dieses Buch tatsächlich im Notfall eingesetzt werden kan wurden den einzelnen Medikamentengruppen nach Indikatione (siehe Seite 1) Piktogramme zugeordnet. Durch diese Visualisi rung und das Register ist es sofort möglich, die passenden Mec kamente zum Notfallbild mit einem Griff auszuwählen.

Jedes Register beginnt mit einer Übersicht von Wirkstoffen un Handelsnamen und bietet die Möglichkeit der Zuordnung z Fahrzeugen bzw. Standorten. So kann dieses Buch individuell vo seinem Benutzer an die Gegebenheiten der Medikamentenbevo ratung vor Ort angepasst werden: „Welche Medikamente habe ich auf meinem Fahrzeug zur Verfügung?"

Um eine Tauglichkeit für den Arbeitsalltag gewährleisten zu kön nen, sind die Informationen zu den einzelnen Medikamenten auf den Übersichtsseiten (siehe rechte Seite) bewusst kurz gehalten Auf den Rückseiten werden weitere detailliertere Informationen zu den Medikamenten mit Wirkungsweise, Neben- und Wechselwirkungen, evtl. Angaben zu Toxizität und die Dosierung nach Körpergewicht angegeben.

Zulassungsüberschreitender Einsatz der Medikamente wurde sorgfältig mit den gültigen Leitlinien, Empfehlungen oder durch anerkannte wissenschaftliche Literatur gewissenhaft recherchiert. Der jeweilige Anwender muss diese Angaben im Einzelfall auf ihre Richtigkeit überprüfen.

Im Anhang finden sich noch weitere nützliche Informationen für den Rettungsdienst-Alltag (z. B. 12-Kanal-EKG, GCS, Verbrennung).

Wirkstoffname

Präparatname, ggf. mehrere
Darreichungsform und Wirkstoffmenge

Indikationen

Indikationen des Medikaments bei diesem Notfallbild (Medikamentengruppe)

Kontraindikationen

Die wichtigsten Kontraindikationen

Achtung

Die wichtigsten Besonderheiten (nähere Informationen auf der Rückseite)

Erwachsene	Kinder
Dosierungsempfehlung für einen 70 kg-Patienten	Dosierungsempfehlung für Kinder mit 8 kg entspr. ca. 0,5.–1. Lebensjahr 20 kg entspr. ca. 6.–8. Lebensjahr 50 kg entspr. ca. 13.–16. Lebensjahr

Adrenalin/Epinephrin

Adrenalin 1,0 Carino; Adrenalin 1:1000 Jenapharm; Suprarenin®
Amp. 1 mg/1 ml; Inj.-Fl. 25 mg/25 ml

✓ Indikationen

Bradykardie
(therapieresistent gegenüber Atropin, überbrückend bis Schrittmacher-Einsatz)

✗ Kontraindikationen

Im Notfall keine

! Achtung

Mit NaBi inaktiv!
Bei Pat. mit Sulfitüberempfindlichkeit anaphylaktoide Reaktionen möglich.

Erwachsene	Kinder
1 mg auf 20 ml verdünnen, davon 2 ml/h, ggf. steigern bis 12 ml/h, über Spritzenpumpe	1 mg auf 100 ml verdünnen 8 kg: 1–5 ml/h 20 kg: 2–10 ml/h 50 kg: 5–25 ml/h

Wirkungsweise

α- und β-sympathomimetisch (α_1: periphere Gefäßverengung = Vasokonstriktion; β_1: Steigerung der Herzfrequenz und -kraft; β_2: Erweiterung der Bronchien). Entscheidend im Einsatz bei Herzkreislauf-Stillstand und Anaphylaxie ist nicht die direkte β_1-Wirkung am Herzen, sondern die periphere Gefäßverengung mit Erhöhung des Druckes in der Aorta (unter Thoraxkompressionen); daraus resultiert eine Verbesserung der Koronar- und Gehirndurchblutung. WE: mehrere Sekunden. WD: mehrere min. HWZ: 1–3 min (i.v.).

Nebenwirkungen

Tachykardie, Blutdruckanstieg, Herzrhythmusstörungen (Extrasystolen bis zum Kammerflimmern), pektanginöse Beschwerden, Hyperglykämie, Angst, psychotische Zustände, Hypokaliämie, Tremor (Fingerzittern), Krampfanfälle, Lungenödem, Mydriasis.

Wechselwirkungen

Alkalische Substanzen: Ausfällung und Inaktivierung.

Toxizität

O.g. Nebenwirkungen, Blutdruckanstieg, blasse bis blassgraue, kalte und schlecht durchblutete Haut, Bradykardie durch parasympathische Gegenregulation, Kreislaufzentralisation, Atemnot, Schwindel, Ohnmacht, Kammerflimmern, Atemlähmung, Lungenödem. Therapie: Basismaßnahmen, symptomatische Therapie, Intensivüberwachung.

Dosierung

Erwachsene: 2–10 µg/min i.v.
Kinder: 0,02–0,1 µg/kg KG/min i.v.

Atropin

tropinsulfat Braun 0,5 mg; Atropinum sulfuricum „Eifelfango"
mp. 0,25 mg/1 ml; 0,5 mg/1 ml; 1 mg/1 ml; 2 mg/1 ml

Indikationen

Bradykardie, symptomatisch

Kontraindikationen

Glaukom

Achtung

Bei zu niedriger Dosis paradoxe Bradykardie möglich!

Erwachsene	Kinder
0,5–1 mg i.v.; ggf. Wdh. bis max. 3 mg	8 kg: 0,1–0,15 mg 20 kg: 0,2–0,4 mg 50 kg: 0,5–1,0 mg

Wirkungsweise

Parasympatholyse bzw. anticholinerge Wirkung (Herzfrequen steigerung, Tonusminderung der glatten Muskulatur; Pupille erweiterung). WE: 1–3 min. WM: 30 min. WD: bis 60 min. HW 2–3 h.

Nebenwirkungen

Tachykardie, Pupillenerweiterung, Mundtrockenheit, Unruhe, Ab nahme der Schweißdrüsensekretion (Wärmestau), Akkomoda tionsstörungen.

Wechselwirkungen

Amantadin, Chinidin, tri- und tetrazyklische Antidepressiva: anti cholinerge Wirkung des Atropins verstärkt.

Toxizität

O. g. Nebenwirkungen, Rötung des Gesichts, Halluzinationen. The rapie: Basismaßnahmen, symptomatische Therapie. Physostig min als Antidot.

Dosierung

Erwachsene: initial 0,5–1 mg i. v., ggf. Wdh. bis max. 3 mg
Kinder: 0,01–0,02 mg/kg KG,
mind. 0,1 mg absolut, ggf. Wdh. bis max. 0,04 mg/kg KG

Wirkstoffverzeichnis

Handelsnamenverzeichnis

Adenosin

Adrekar®, Adenosin Life Medical, Adenosin Sanofi
Inj.-Fl. 6 mg/2 ml; Amp. 10 mg/2 ml

✓ Indikationen

Paroxysmale supraventrikuläre Tachykardie mit Beteiligung des AV-Knotens, atriovenrikuläre Reentry-Tachykardie

✗ Kontraindikationen

AV-Block II° u. III°, Sick-Sinus-Syndrom, Vorhofflimmern, obstruktive Lungenerkrankungen, Einnahme von Carbamazepin oder Dipyridamol, WPW-Syndrom

! Achtung

RR-Abfall möglich! Bradykardie bis zur Asystolie möglich! Asystolie kann mehrere Sekunden anhalten! Patient vorher darüber informieren! Nachspülen mit NaCl empfohlen.

Erwachsene	Kinder
Initial 6 mg schnell i. v., wenn erfolglos, bis zu zwei weitere Gaben mit (10–)12 mg	8 kg: 0,8 mg sehr schnell i. v., ggf. Wdh. bis 2 mg Gesamtdosis 20 kg: 2 mg sehr schnell i. v., ggf. Wdh. bis 6 mg Gesamtdosis 50 kg: 5 mg sehr schnell i. v., ggf. Wdh. bis 15 mg Gesamtdosis

Wirkungsweise

Senkung der Herzfrequenz, der Herzkraft und Verzögerung der AV-Überleitung (AV-Blockierung für wenige Sekunden), Koronararteriendilatation. HWZ < 10 s.

Nebenwirkungen

Flush, Atemnot, Bronchospasmus, Bradykardie bis Asystolie (in Einzelfällen Schrittmacher erforderlich), Hyperventilation, Übelkeit, Schwindel, Kopfschmerz, Benommenheit, Sehstörungen, Thoraxschmerz.

Wechselwirkungen

- Dipyridamol, Carbamazepin: Wirkungsverstärkung von Adenosin (verlängerte Asystolie möglich)
- Theophyllin u.a. Xanthinderivate: Wirkungsverminderung von Adenosin.

Dosierung

Erwachsene: 6 mg initial als Bolus; wenn erfolglos max. zwei weitere Gaben zu je 12 mg.

Kinder: 0,1 mg/kg KG; max. 0,3 mg/kg KG Gesamtdosis

Ajmalin

Gilurytmal®, Tachmalin
Amp. 50 mg/2 ml; Amp. 50 mg/10 ml

✓ Indikationen

Paroxysmale supraventrikuläre und ventrikuläre Tachykardien, WPW-Syndrom

✗ Kontraindikationen

Bradykardie, Reizleitungsstörung, kardiogener Schock, schwere Herzinsuffizienz, Verapamil-Einnahme

! Achtung

Strenge EKG-Kontrolle

Erwachsene	Kinder
25–50 mg langsam i. v.	8 kg: max. 8 mg 20 kg: max. 20 mg 50 kg: max. 50 mg langsam i. v.

Wirkungsweise

Antiarrhythmische Wirkung durch Hemmung des Natrium-Einstroms, der Erregungsbildung und -ausbreitung; die Membran wird stabilisiert. WE: ca. 1 min. WD: ca. 12–15 min. HWZ: 0,2–0,4 h.

Nebenwirkungen

Kammerflimmern, Asystolie, AV-Block, Hypotonie, Wärmegefühl, Flush, Parästhesien, Übelkeit, Erbrechen.

Wechselwirkungen

- Antiarrhythmika, β-Rezeptorenblocker: verstärkte Hemmung der AV-Überleitung und Senkung der Herzkraft.
- Furosemid: Ausfällung.

Toxizität

Bradyarrhythmie mit Blutdruckabfall, Bewusstlosigkeit, weite Pupillen, Zyanose, Atemlähmung, Kammerflimmern. Beachte: lange symptomfreie Latenzzeit (50–60 Minuten). Therapie: Basismaßnahmen, symptomatische Therapie, Intensivüberwachung.

Dosierung

Erwachsene: 25–50 mg langsam i. v. (≤ 10 mg/min)
Kinder: max. 1 mg/kg KG langsam i. v.

Amiodaron

Amiodaron-ratiopharm®, Amiodaron Carino, Cordarex
Amp. 150 mg/3 ml

Indikationen

Tachykarde supraventrikuläre Arrhythmien, Vorhofflimmern, WPW-Syndrom

Kontraindikationen

Herzinsuffizienz, AV-Block, Leitungsverzögerungen (z.B. verlängerte QT-Zeit), Schwangerschaft, Jodallergie

Achtung

Schwere Nekrosen bei paravenöser Injektion

Erwachsene	Kinder
150–400 mg sehr langsam i.v.	8 kg: 30–40 mg 20 kg: 80–100 mg 50 kg: 150–250 mg sehr langsam i.v.

Wirkungsweise

Antiarrhythmikum der Klasse III (Zunahme der Repolarisationsphase und Refraktärperiode durch Hemmung des Kaliumausstroms): Unterdrückung von Ektopien und Reentry-Mechanismen ohne Einfluss auf die Kontraktionskraft. HWZ: 2–4 Wochen.

Nebenwirkungen

Sehstörungen, Optikusneuritis, Überempfindlichkeitsreaktionen (Haut), Übelkeit, Erbrechen, Kopfschmerzen, Schwindel, Muskelzittern, Bronchospasmus, Flush, Verlängerung der AV- und QT-Zeit, Deformierung der T-Welle, Herzrhythmusstörungen, Bradykardie, Kollaps.

Wechselwirkungen

- Ca-Antagonisten, andere Antiarrhythmika, β-Blocker: Verstärkung der kardiodepressiven und negativ-chronotropen Wirkung dieser Substanzen.
- QT-Zeit-verlängernde Medikamente (Diuretika, Laxanzien, Chinidin, Erythromyzin u. a. m.): erhöhte Gefahr von Torsade de pointes.
- Diuretika, systemische Kortikosteroide: Hypokaliämie.

Dosierung

Erwachsene: 150–400 mg sehr langsam i. v.
Kinder: 4–5 mg/kg KG sehr langsam i. v.

Digoxin/Metildigoxin

Lanicor®
Amp. 0,25 mg/1 ml

✓ Indikationen

Tachyarrhythmia absoluta bei Vorhofflimmern/-flattern, paroxysmale supraventrikuläre Tachykardien

✗ Kontraindikationen

Vorbehandlung mit Digitalis,
Kammertachykardie, unbehandelter AV-Block II.° u. III.°,
WPW-Syndrom

! Achtung

Erwachsene	Kinder
0,25–0,375 mg langsam i.v.	8 kg: bis 0,15 mg 20 kg: bis 0,25 mg 50 kg: bis 0,375 mg langsam i.v.

Wirkungsweise

Hemmung der Na^+-K^+-ATPase mit Vermehrung des freien Ca^{2+} in der Herzmuskelzelle; positiv inotrop, positiv bathmotrop, negativ chronotrop, negativ dromotrop. Im RD spielt Digitalis als Inotropikum (im Gegensatz zur Therapie der chron. Herzinsuffizienz) eine untergeordnete Rolle (i.d.R. Katecholamine bevorzugt). Hauptbedeutung: Verlangsamung der AV-Überleitung bei supraventr. Tachykardien mit rascher Überleitung. WE: 5–30 min. WM: 0,5–3 h. WD: 3–6 d. HWZ von Digitoxin: 36 h. HWZ von Metildigoxin: 42 h (a.M. 36 h).

Nebenwirkungen

Herzrhythmusstörungen (insbes. ventr. Extrasystolen, Kammertachykardie, AV-Block I° bis III°), EKG-Veränderung (muldenförmige ST-Senkung), Übelkeit, häufig Erbrechen, Sehstörungen, zentralnervöse Störungen.

Wechselwirkungen

- Calciumsalze (i.v.): Gefahr des Herzstillstandes.
- Calciumantagonisten, Diuretika, Kortikoide, Penicillin, Salicylate: Glykosidwirkung verstärkt.
- Succinylcholin, Sympathomimetika, Phosphodiesterasehemmer: Gefahr von Herzrhythmusstörungen erhöht.
- β-Rezeptorenblocker, Antiarrhythmika: Bradykardie, AV-Block.

Toxizität

O.g. Nebenwirkungen. Symptomatische Therapie, in der Klinik: Elektrolytkorrektur, ggf. Digitalis-Antitoxin, ggf. Gabe von Cholestyramin – Unterbrechung des enterohepatischen Kreislaufs.

Dosierung

15–20 µg/kg KG langsam i.v., max. 0,375 mg

Lidocain

Lidocard B.Braun 2 %, Lidocain 2 %-Rotexmedica,
Xylocain® 2 %, Xylocitin®-cor 2 %
Amp. 100 mg/5 ml

Indikationen

Ventrikuläre Tachykardien,
(wenn Amiodaron nicht verfügbar oder kontraindiziert)

Kontraindikationen

Erhebliche Störungen des Reizleitungssystems

Achtung

Nicht gleichzeitig mit Propranolol, Cimetidin!
Dosisreduktion auf 50 % bei: Schock, Herz-, Leber-, Niereninsuffizienz!

Erwachsene	Kinder
50–100 mg langsam i.v., ggf. 2 Wiederholungen nach je 5–10 min Maximaldosis: 3 mg/kg KG	8 kg: 4–8 mg 20 kg: 10–20 mg 50 kg: 25–50 mg langsam i.v., ggf. Wiederholungen bis zur Maximaldosis: 4 mg/kg KG

Wirkungsweise

Hemmung der Na^+-Leitfähigkeit, Repolarisationszeit sinkt, Leitungsgeschwindigkeit sinkt, Refraktärzeit steigt. WE: nach 1–2 min. WD: 15–20 min. HWZ: 1,8 h – aktive Metabolite 3,5 h.

Nebenwirkungen

AV-Blockierungen bis hin zu Asystolie, Hypotonie, Bradykardie, Bewusstlosigkeit, Krämpfe, Atemdepression, Schwindel, Tinnitus, Parästhesien, Tremor, Desorientiertheit. Lidocain erhöht die Defibrillationsschwelle beim Herzkreislauf-Stillstand!

Wechselwirkungen

- Andere Antiarrhythmika, β-Rezeptorenblocker, Calciumantagonisten und strukturverwandte Substanzen: Verstärkung der Nebenwirkungen.
- Cimetidin: verminderter Lidocain-Abbau.

Toxizität

Erregung des ZNS: Unruhe, Angst, Verwirrtheit, Hyperpnoe, Tachykardie, Blutdruckanstieg mit Rötung des Gesichts, Übelkeit, Erbrechen, Zuckungen, tonisch-klonische Krämpfe, Atemlähmung, Herz- und Kreislaufdepression. Therapie: Basismaßnahmen, symptomatische Therapie

Dosierung

Erwachsene: 50–100 mg langsam i. v., ggf. zwei Wiederholungen nach je 5–10 min. Maximaldosis: 3 mg/kg KG
Kinder: 0,5–1 mg/kg KG langsam i. v., Maximaldosis: 4 mg/kg KG

Phenytoin

Epanutin®, Phenhydan®, Phenytoin Hikma
Amp. 230 mg/5 ml; Amp. 250 mg/5 ml

Indikationen

Ventrikuläre Tachykardien

Kontraindikationen

AV-Block II° u. III°

Achtung

Grundsätzlich nicht verdünnen oder nachspülen!
Kann Kunststoffe angreifen!

Erwachsene	Kinder
Initial 125 mg über 5–10 min, ggf. Wiederholung nach 20–30 min	nicht geeignet

Wirkungsweise

Antiarrhythmische Wirkung: elektrophysiologische Wirkung entsprechend der des Lidocains – jedoch andere klinische Wirkungsbreite (Grund bisher unbekannt). Antiepileptische Wirkung. HWZ: 20–60 h (dosiabhängig).

Nebenwirkungen

Zentralnervöse Störungen, proarrhythmische Wirkungen bis Kammerflimmern, Bewusstseinsstörungen, Blutdruckabfall, Ataxie, Tremor, Nystagmus (Augenzittern), exfoliative Dermatitis („Syndrom der verbrühten Haut" = Lyell-Syndrom), Erbrechen, Nekrosen bei paravenöser Injektion.

Wechselwirkungen

- Methotrexat: Methotrexat-Toxizität verstärkt.
- Cimetidin: verzögerte Ausscheidung von Phenytoin.
- Amiodaron, Benzodiazepine, nichtsteroidale Antiphlogistika, trizyklische Antidepressiva u. v. a.: Erhöhung des Phenytoinplasmaspiegels.
- Valproinsäure: Risiko von Nebenwirkungen erhöht (insbes. Hirnschädigung).

Toxizität

O. g. Nebenwirkungen, Pupillenverengung, Atemdepression, Doppelbilder, zerebelläre Ataxie. Therapie: Basismaßnahmen, symptomatische Therapie.

Dosierung

Erwachsene: Initial 125 mg über 5–10 min, ggf. Wiederholung nach 20–30 min

Propafenon

Rytmonorm®
Amp. 20 ml/70 mg

✓ Indikationen

Supraventrikuläre Tachykardien und Tachyarrhytmien,
paroxysmales Vorhofflimmern,
ventrikuläre tachykarde Herzrhythmusstörungen

✗ Kontraindikationen

Herzinsuffizienz, kardiogener Schock,
Hypotonie, schwere obstruktive Lungenerkrankungen,
Sinusknotensyndrom, Myasthenia gravis

! Achtung

Strenge Puls-, RR- und EKG-Kontrolle!

Erwachsene	Kinder
35 – 100 mg über 3 – 5 min	Nicht bekannt

Wirkungsweise

Leitungsverzögerung durch chinidinartige Wirkung; außerdem β-sympatholytische und calciumantagonistische Wirkung. HWZ: 5–12 h.

Nebenwirkungen

Proarrhythmische Wirkungen bis Kammerflimmern, Krämpfe (bei Überdosierung), psychische Störungen (wie Angst und Verwirrtheit), Übelkeit, Sehstörungen, Schwindel, Parästhesien, in seltenen Fällen Bradykardie, Herzrhythmusstörungen, Hypotonie, extrapyramidale Symptome möglich, Herzinsuffizienz.

Wechselwirkungen

- β-Rezeptorenblocker, trizyklische Antidepressiva: Wirkungsverstärkung.

Toxizität

Hypotonie, Bradykardie, SA-Block und AV-Block II°/III°, Schenkelblock, Atemstillstand. Therapie: Basismaßnahmen, symptomatische Therapie, Intensivüberwachung.

Dosierung

Erwachsene: 0,5–1 mg/kg KG i.v.

Verapamil

Falicard® i. v., Isoptin® Inj., VeraHexal® Inj., Veramex® Inj., Verapamil-ratiopharm® 5
Amp. 5 mg/2 ml

Indikationen

Paroxysmale supraventrikuläre Tachykardie,
Vorhofflimmern

Kontraindikationen

Ausgeprägte Reizleitungsstörungen, kardiogener Schock,
frischer Herzinfarkt,
manifeste Herzmuskelschwäche, WPW-Syndrom

Achtung

Ggf. Digitalisierung erforderlich. Vorsicht bei Behandlung mit β-Blockern! RR- und EKG-Kontrolle!
Alupent bereithalten bei evtl. Überdosierung!

Erwachsene	Kinder
Initial 2,5–5 mg langsam i. v., ggf. nach 5–10 min weitere 5 mg	8 kg: 0,75–2 mg 20 kg: 2–3 mg 50 kg: 2,5–5 mg sehr langsam i. v.

Wirkungsweise

Antiarrhythmische Wirkung durch Calcium-Antagonismus: Verzögerung der AV-Erregungsüberleitung, Minderung der Herzkraft, verlangsamte Erregungsausbreitung im Herzmuskel. Nachlast- und Blutdrucksenkung (periphere Gefäßerweiterung). WE: 1–3 min. WM: 5–10 min. WD: 45 min. HWZ: 3–7 h (aktive Metabolite: 12 h).

Nebenwirkungen

Bradykardie (durch Hemmung der AV-Überleitung) bis zur Asystolie, Hypotonie, Verstärkung einer Herzinsuffizienz, Schwindel, Übelkeit, Flush, Parästhesien.

Wechselwirkungen

- Alkalische Lösungen: Ausfällung.
- Inhalationsanästhetika, Antiarrhythmika, β-Rezeptorenblocker: AV-Blockierung, kardiodepressiver Effekt verstärkt, Hypotonie.
- Blutdrucksenkende Pharmaka, Diuretika, Vasodilatatoren: blutdrucksenkender Effekt verstärkt.
- Muskelrelaxanzien: Wirkung der Muskelrelaxanzien verstärkt.

Toxizität

Systolischer Herzstillstand, Schock, Bewusstlosigkeit, Miosis, Azidose mit Kussmaul- Atmung, Hypokaliämie. Therapie: Basismaßnahmen, symptomatische Therapie, Calciumgluconat 10 % i. v.

Dosierung

Erwachsene: Initial 2,5–5 mg langsam i. v., ggf. nach 5–10 min weitere 5 mg
Kinder: 0,1–0,2 mg/kg KG

Wirkstoffverzeichnis

Handelsnamenverzeichnis

Esmolol

Brevibloc®
Inf.-Lsg. 100 mg/10 ml,
Infusionslösungskonzentrat 2,5 g

✓ Indikationen

Supraventrikuläre Tachykardien (Nicht Reentry-Mechanismen!), Hypertensiver Notfall

✕ Kontraindikationen

Bradykardie, SA- oder AV-Block II° u. III°, Herzinsuffizienz, Schock, Hypotonie, MAO-Hemmer

! Achtung

Sehr kurze Wirkdauer, daher kontinuierliche Applikation über Spritzenpumpe empfohlen

Erwachsene	Kinder
Initial 35–50 mg über 1 min i.v., dann 4–20 mg/min	8 kg: Initial 4 mg über 1 min i.v., dann 0,4–2 mg/min 20 kg: Initial 10 mg über 1 min i.v., dann 1–4 mg/min 50 kg: Initial 25 mg über 1 min i.v., dann 2,5–10 mg/min

Wirkungsweise

β-Rezeptorenblocker mit vorwiegender Wirkung auf kardiale β_1-Rezeptoren, wirkt negativ chronotrop, dromotrop, bathmotrop und inotrop. HWZ: 9 min.

Nebenwirkungen

Bronchospasmus, Blutdruckabfall, Bradykardie, selten AV-Block, Synkope, Lungenödem, Benommenheit, Halluzinationen, Übelkeit, Erbrechen, Anstieg der Herzfrequenz nach Infusionsende.

Wechselwirkungen

- Antihypertensiva, Narkotika, Psychopharmaka: blutdrucksenkende Wirkung von Esmolol verstärkt.
- Clonidin, Herzglykoside, Fentanyl: erhöhte Bradykardiegefahr.
- Calciumantagonisten: kardiodepressive Wirkung von Esmolol verstärkt.
- Succinylcholin: neuromuskuläre Blockade verlängert.
- Morphin: Esmololspiegel erhöht.

Toxizität

Verschlechterung der kardialen Situation, Bewusstlosigkeit, Krampfanfälle, Hypotonie, Bradykardie bis Asystolie. Spontane Rückbildung der Symptome nach 30 min möglich (kurze HWZ). Therapie: Basismaßnahmen, symptomatische Therapie.

Dosierung

Erwachsene und Kinder: Initial 0,5 mg/kg KG i. v. über 1 min, dann 0,05 mg/kg KG/min

Metoprolol

Beloc i. v.®, Lopresor i. v.®
Amp. 5 mg/5 ml

Indikationen

Tachykarde Arrhythmien,

Kontraindikationen

Störungen der Erregungsbildung/-leitung,
Herzmuskelschwäche,
Hypotonie

Achtung

Nicht zusammen mit Kalziumantagonisten, Antiarrhythmika, MAO-Hemmer!

Erwachsene	Kinder
2,5–10 mg i. v. mit 1 mg/min	Nicht indiziert

Wirkungsweise

β_1-selektiver β-Blocker (negativ chronotrop, inotrop, dromotrop) mit schnellem WE (< 5 min). WM: 20 min. HWZ: 3–4 h, aktive Metabolite 8 h. WD: 5–8 (–15) h.

Nebenwirkungen

Bradykardie, Blutdrucksenkung, Verschlechterung einer Herzinsuffizienz, Exanthem, Muskelkrämpfe (Waden), Muskelschwäche, zentralnervöse Störungen (z.B. Müdigkeit, Kopfschmerzen, Benommenheit, Schwitzen, Schwindel), Hypoglykämieneigung/ Maskierung von Hypoglykämie-symptomen.

Wechselwirkungen

- Narkotika, Antiarrhythmika, Calciumantagonisten: verstärkte Kardiodepression bis hin zur Asystolie.
- Mutterkornalkaloide: Gefahr peripherer Durchblutungsstörungen verstärkt.

Toxizität

O.g. Nebenwirkungen, starke Kardiodepression, Sedierung oder Erregung, Halluzinationen, Bronchospasmus, Hypoglykämie (v.a. bei Kindern), Azidose. Therapie: Basismaßnahmen, symptomat. Therapie.

Dosierung

Erwachsene: 2,5 – 10 mg i.v. mit 1 mg/min
Kinder: nicht indiziert

Wirkstoffverzeichnis

Handelsnamenverzeichnis

Acetylsalicylsäure (ASS)

Aspirin® i. v. (bisher Aspisol®)
Trockensubst. 500 mg für 5 ml

Indikationen

Myokardinfarkt

Kontraindikationen

Erhöhte Blutungsneigung, Magen-Darm-Geschwüre, letztes Schwangerschaftsdrittel und Stillzeit, ASS-Allergie

Achtung

Evtl. Vormedikation beachten (z. B. Marcumar®)
Primär orale Gabe empfohlen!
Keine Zulassung für i. v.-Gabe, aber gebräuchlich.

Erwachsene	Kinder
250 mg oral (alt. langsam i. v.)	keine Indikation

Wirkungsweise

Irreversible Inaktivierung der Cyclooxygenase, dadurch Hemmung der Biosynthese von Prostaglandinen (→ Fiebersenkung, Analgesie, Entzündungshemmung) und Thromboxanen (→ Thrombozytenaggregationshemmung nach 2 min, Vasokonstriktionshemmung) aus Arachidonsäure. WE (Analgesie): 4–10 min. WM: 20 min, WD: 3–4 h. HWZ: dosisabhängig: 0,25 g → 2,5 h; 1 g → 5 h; Intoxikation → > 30 h.
Thrombozytenaggregationshemmung für 4–8 Tage!

Nebenwirkungen

Bronchospasmus („Analgetikaasthma"), Ohrensausen, Blutungen, Magenschmerzen, Kopfschmerzen, Schwindel, Überempfindlichkeitsreaktionen, Leber- und Nierenfunktionsstörungen, Hypoglykämie, Auslösung eines Reye-Syndroms (bei Kindern).

Wechselwirkungen

- Antikoagulanzien, Valproinsäure: erhöhte (gastrointestinale) Blutungsgefahr.
- Antidiabetika: Wirkungsverstärkung der Antidiabetika.
- Schleifendiuretika: Wirkungsverminderung der Schleifendiuretika.

Dosierung

Erwachsene: 160–325 mg oral (alternativ langsam i. v.)

Clopidogrel

Iscover®, Plavix®
Filmtablette 75 mg, 300 mg

✓ Indikationen

ST-Hebungsinfarkt

✗ Kontraindikationen

Schwere Leberfunktionsstörungen, akute Blutungsgefahr, Stillzeit

! Achtung

Erwachsene	Kinder
600 mg bei geplanter PCI (entspricht 8 Tabletten à 75 mg)	keine Indikation

Wirkungsweise

Hemmung der Thrombozytenaggregation durch selektive Hemmung der Bindung von Adenosindiphosphat (ADP) an dessen Thrombozytenrezeptor. Max. Wirkung bei einer Dosis von 75 mg/d erst nach 7 – 10 d; der WE wird durch eine Initialdosis von 300 mg auf ca. 6 h verkürzt.

Nebenwirkungen

Blutungen (z.B. Hämatome, Nasenbluten, gastrointestinale Blutungen, Hirnblutungen, Hämaturie, Augenblutungen), verlängerte Blutungszeit, Kopfschmerzen, Benommenheit, Parästhesien, Bauchschmerzen, Durchfall, Ausschlag und Juckreiz, anaphylaktische Reaktionen, Verwirrtheit, Halluzinationen, Geschmacksstörungen, Hypotonie, Bronchospasmus, Fieber, selten Schwindel.

Wechselwirkungen

- Warfarin: Verstärkung von Blutungen
- ASS: Verstärkung der Thrombozytenaggregationshemmung
- Heparin: eine Verstärkung von Blutungen ist möglich
- NSAID: erhöhtes Risiko der gastrointestinalen Blutung möglich.

Dosierung

Erwachsene: Initial 600 mg bei geplanter PCI
Initial 300 mg bei Fibrinolyse
Initial 75 mg bei Pat > 75 Jahre
Kinder: keine Indikation

Glyceroltrinitrat (i. v.)

Trinitrosan®, Aquo-Trinitrosan®, Nitrolingual® infus/-Konz./-Amp., perlinganit®, Gilustenon Infus, Nitro Mack Amp., Nitro Pohl infus Amp. 5/50 mg in1/10 ml; Amp./Infus./Stechamp. 5/10/25/50 mg in 5/10/25/50 ml

✓ Indikationen

Angina Pectoris, Herzinfarkt, Herzmuskelschwäche, kardiales Lungenödem, hypertensiver Notfall

✗ Kontraindikationen

Viagra-/Cyalis-/Revatio-/Levitra-Einnahme!
Kardiogener Schock, ausgeprägte Herzinsuffizienz, toxisches Lungenödem

! Achtung

Erwachsene	Kinder
2–8 mg/h = 33–133 µg/min	keine Indikation

Wirkungsweise

Verminderung des O_2-Verbrauches am Herzmuskel. Umverteilung des Blutes in minderversorgte Bereiche. Erweiterung der postkapillären Kapazitätsgefäße (venöses Pooling). Abnahme des Gefäßwiderstandes und des Kapillardruckes in der Lungenstrombahn. Abnahme des links-, rechtsventrikulären und des enddiastolischen Füllungsdruckes, dadurch Abnahme der Wandspannung des Herzens mit Verbesserung der Durchblutung der Herzmuskelinnenschichten. Erhöhung des Wirkungsgrades der Herzarbeit. Nahezu keine Änderung des Herzschlagvolumens. Relaxation von Bronchien und Sphinktern. WE (s. l.): 2–5 min. WE (i.v.): sofort. WD (s. l.) 20–45 min. HWZ: 1,5–2,5 min.

Nebenwirkungen

(Schneller) Blutdruckabfall mit Reflextachykardie (kann Angina-pectoris-Symptomatik auslösen), orthostatische Hypotension bis zum Kollaps (z.T. mit Bradykardie), Synkope, Flush, Übelkeit, Erbrechen, Kopfschmerzen.

Wechselwirkungen

- Blutdrucksenkende Pharmaka, trizyklische Antidepressiva, Neuroleptika und Alkohol: blutdrucksenkende Wirkung verstärkt.
- Heparin: Wirkungsabschwächung von Heparin.

Toxizität

O. g. Nebenwirkungen, Verwirrtheit, Zyanose, Atemnot, Hirndrucksteigerung. Therapie: Basismaßnahmen, symptomatische Therapie, bei Methämoglobinbildung Toloniumchlorid i.v.

Dosierung

Erwachsene: 2–8 mg/h i.v.

Glyceroltrinitrat (Spray)

Corangin® Nitrospray/Pumpspray, Nitrangin Pumpspray, Nitrolingual® N-Spray/-Pumpspray/-Pocket Dosierpumpspray
Spray mit 0,4/0,5 mg je Hub

✓ Indikationen

Akutes Koronarsyndrom,
akuter Herzinfarkt,
akute Linksherzinsuffizienz,
hypertensiver Notfall

✕ Kontraindikationen

Viagra-/Cyalis-/Revatio-/Levitra-Einnahme!
RR < 90 mm Hg systolisch!
Rechtsherzinfarkt

! Achtung

Ständige Kontrolle von Puls und RR!

Erwachsene	Kinder
1–2 Hübe, ggf. nach 10 min wiederholen	keine Indikation

Wirkungsweise

Verminderung des O_2-Verbrauches am Herzmuskel. Umverteilung des Blutes in minderversorgte Bereiche. Erweiterung der postkapillären Kapazitätsgefäße (venöses Pooling). Abnahme des Gefäßwiderstandes und des Kapillardruckes in der Lungenstrombahn. Abnahme des links-, rechtsventrikulären und des enddiastolischen Füllungsdruckes, dadurch Abnahme der Wandspannung des Herzens mit Verbesserung der Durchblutung der Herzmuskelinnenschichten. Erhöhung des Wirkungsgrades der Herzarbeit. Nahezu keine Änderung des Herzschlagvolumens. Relaxation von Bronchien und Sphinktern. WE (s.l.): 2–5 min. WE (i.v.): sofort. WD (s.l.) 20–45 min. HWZ: 1,5–2,5 min.

Nebenwirkungen

(Schneller) Blutdruckabfall mit Reflextachykardie (kann Angina-pectoris-Symptomatik auslösen), orthostatische Hypotension bis zum Kollaps (z.T. mit Bradykardie), Synkope, Flush, Übelkeit, Erbrechen, Kopfschmerzen.

Wechselwirkungen

- Blutdrucksenkende Pharmaka, trizyklische Antidepressiva, Neuroleptika und Alkohol: blutdrucksenkende Wirkung verstärkt.
- Heparin: Wirkungsabschwächung von Heparin.

Toxizität

O.g. Nebenwirkungen, Verwirrtheit, Zyanose, Atemnot, Hirndrucksteigerung. Therapie: Basismaßnahmen, symptomatische Therapie, bei Methämoglobinbildung Toloniumchlorid i.v.

Dosierung

Erwachsene: 1–2 Hübe, ggf. nach 10 min wdh.

Heparin, unfraktioniert (UFH)

Heparin-Natrium Braun/-ratiopharm®, Liquemin® N,
Amp. 5000/7500/10000/20000/25000 I. E./
0,2/0,3/0,375/0,5/1/5 ml

Indikationen

Herzinfarkt, Lungenembolie,
Vorbehandlung zur Lyse

Kontraindikationen

Akute zerebrale Blutungen, Blutungsneigung,
Magen-Darm-Ulkus, Heparin-Allergie (HIT II)

Achtung

Verdünnung empfohlen!
Nicht durch PVC-haltige Schläuche geben.

Erwachsene	Kinder
Initial 5000–10000 I. E. i.v.	keine Indikation

Wirkungsweise

Indirekte Thrombinhemmung durch Aktivierung von Antithrombin III und hemmender Einfluss auf weitere Gerinnungsfaktoren. Hemmung der Blutgerinnung und Förderung der Fibrinolyse. Heparin kommt auch physiologisch im Körper vor (z. B. Mastzellen). WE: 1 min. HWZ: 1 – 2,5 h.

Nebenwirkungen

Blutungen (insbesondere aus Haut, Schleimhäuten, Wunden, Gastro- und Urogenitaltrakt), Verlängerung der Blutungszeit.

Wechselwirkungen

- Substanzen mit hemmender Wirkung auf Gerinnung und Blutstillung: verstärkte Blutungsgefahr.
- Glyceroltrinitrat (i. v.): Heparinwirkung vermindert.
- Andere parenterale Medikamente: physikalisch-chemische Inkompatibilitäten, daher nicht mischen!

Toxizität

Blutungen aller Art. Therapie: Basismaßnahmen, symptomatische Therapie, Protamin (z. B. Protamin 1000/5000 Roche®, 1 ml inaktiviert 1000 bzw. 5000 I. E. Heparin) als Antidot i. v., ggf. Bluttransfusion.

Dosierung

Erwachsene: 5000 I. E. als Bolus i. v.

Magnesiumsulfat

Magnesium-Diasporal® forte, Cormagnesin®200/400, Magnesium Verla Infusionslösungskonzentrat, Mg Inresa, Mg 5 – Sulfat 10 %/50 %

Amp. 400 mg/1 g/5 g in 2 ml/10 ml

✓ Indikationen

Torsade de pointes

✗ Kontraindikationen

Myasthenia gravis, ausgeprägte Bradykardie, AV-Block, schwere Nierenfunktionsstörung

! Achtung

Erwachsene	Kinder
2 g über 10 min i.v.	keine Indikation

Wirkungsweise

Hemmung der Freisetzung von Azetylcholin aus den präsynaptischen Bläschen; physiologischer Antagonist des Calciums: antiarrhythmisch (vor allem bei ventrikulären Tachykardien nach Digitalistherapie und bei Torsade de pointes); krampflösend.

Nebenwirkungen

Herzrhythmusstörungen, Überleitungsstörungen, Bradykardie, Atemdepression, zentralnervöse Störungen, Diarrhoe, Flush, Blutdruckabfall (z.T. erwünscht).

Toxizität/Wechselwirkungen

O.g. Nebenwirkungen, Übelkeit, Erbrechen, curareartige Magnesiumnarkose, Atemstillstand (Risiko der Atemdepression erhöht durch gleichzeitige Wirkung von Hypnotika/Narkotika), HKS. Therapie: Basismaßnahmen, symptomat. Therapie, Kalzium als Antidot i.v. (umgekehrt: Wirkungsverstärkung von Kalziumantagonisten durch Magnesium!).

Dosierung

Erwachsene: initial 2 g über 10 min i.v., dann 0,75 g/h für 10 h

Wirkstoffverzeichnis

Handelsnamenverzeichnis

Dobutamin

Dobutamin Hexal®/-ratiopharm®, Dobutamin Carino/Liquid Fresenius®/hameln/Hexal®-infus
Trockensubst. 250 mg für 10 ml; Amp. 250 mg/5 ml; 250 mg/20 ml; Infusionslösung 250 mg/50 ml; 500 mg/50 ml

✓ Indikationen

Kardiogener Schock,
akut dekompensierte Herzinsuffizienz,
Low-Output-Syndrom nach HLW

✗ Kontraindikationen

Volumenmangel, tachykarde Rhythmusstörungen, mechanische Behinderung der Füllung und des Ausflusses des Herzens, [Behandlung mit MAO-Hemmern]

! Achtung

Viele Inkompatibilitäten, darum nur einzeln geben!
Kontrolle der Kreislaufparameter!

Erwachsene	Kinder
0,15–1 mg/min i.v. über Spritzenpumpe	8 kg: 0,008–0,12 mg/min 20 kg: 0,02–0,3 mg/min 50 kg: 0,05–0,75 mg/min über Spritzenpumpe

Wirkungsweise

Herzkraftsteigerung durch β_1-Stimulation (Verbesserung der Koronardurchblutung). Bei Dosissteigerung zunehmende Erhöhung der Herzfrequenz. Dobutamin erhöht den O_2-Verbrauch am Herzmuskel. Milde periphere Vasodilatation durch β_2-Stimulation. WE: 1–2 min. WM: 10 min. HWZ: 2–3 min.

Nebenwirkungen

Kammerflimmern, VES, plötzlicher RR-Abfall, Hypertonie, Tachykardie, pektanginöse Beschwerden, Kopfschmerzen, Übelkeit, bei best. Präparaten (z.B. Dobutamin ratiopharm®/Solvay®, Dobutrex®-Liquid) Überempfindlichkeitsreaktionen auf Natriumdisulfit: Erbrechen, Asthmaanfall, Schock.

Wechselwirkungen

- β-Rezeptorenblocker: Verminderung der positiven Inotropie.
- α-Rezeptorenblocker: Tachykardie, periphere Vasodilatation.
- ACE-Hemmer: Anstieg des HZV; Erhöhung des O_2-Verbrauches des Myokards.
- MAO-Hemmer: lebensbedrohliche Nebenwirkungen (hypertensive Krise, Kreislaufversagen, Rhythmusstörungen und intrakranielle Blutungen).
- Dopamin: ausgeprägter Blutdruckanstieg.
- Viele Medikamente: Unverträglichkeit mit Dobutamin (nicht mischen).

Dosierung

Erwachsene: 2–10 µg/kg KG/min i.v.
Kinder: 1–15 µg/kg KG/min i.v.

Dopamin

Dopamin Fresenius 50 mg/200 mg/250 mg/500 mg,
Dopamin-ratiopharm® 50/200,
Dopamin Carino 50 mg/200 mg/250 mg/500 mg,
Amp. 50 mg/5 ml; 200 mg/5 od. 10 ml; 250 od. 500 mg/50 ml

✓ Indikationen

Kardiogener Schock,
Hypotonie (nicht durch Volumenmangel),
Low-Output-Syndrom nach HLW

✕ Kontraindikationen

Tachyarrhythmien, Engwinkelglaukom

! Achtung

Erwachsene	Kinder
0,15 – 1 mg/min i. v. über Spritzenpumpe	8 kg: 0,008 – 0,12 mg/min 20 kg: 0,02 – 0,3 mg/min 50 kg: 0,05 – 0,75 mg/min über Spritzenpumpe

Wirkungsweise

Im Niedrigdosisbereich (2–3 µg/kg KG/min) Stimulation der Dopaminrezeptoren in den Nierenarteriolen (verbesserte Nierendurchblutung). Im mittleren Dosisbereich (4–7 µg/kg KG/min) auch β_1-mimetische Wirkung (Erhöhung der Herzfrequenz und -kraft). Im höheren Dosisbereich (8–10 µg/kg KG/min) α_1-sympathomimetische Wirkung (Engstellung der peripheren Gefäße) und. HWZ: 1–5 min.

Nebenwirkungen

Tachykardie, Hypertonie, ventrikuläre Herzrhythmusstörungen, Erhöhung des O_2-Bedarfs am Herzmuskel, pektanginöse Beschwerden, Schock, Tremor (Fingerzittern), Kopfschmerzen, gelegentlich allergische Reaktionen; bei best. Präparaten (z. B. Dopamin-ratiopharm® 50/200, Dopamin Solvay® 50/200/250 Infus/500 Infus) Überempfindlichkeitsreaktionen auf Natriumdisulfit: Erbrechen, Asthmaanfall, Schock.

Wechselwirkungen

- Trizyklische Antidepressiva, Sympathomimetika, Diuretika, Antihistaminika, MAO- Hemmer, Schilddrüsenhormone, Reserpin, Guanethidin: sympathomimetische Wirkung verstärkt, ggf. Dosisreduktion des Dopamins notwendig.
- Trizyklische Antidepressiva: verstärkte Neigung zu Herzrhythmusstörungen.
- Phenytoin: Blutdruckabfall, Bradykardie.
- Alkalische Lösungen, Theophyllin, Furosemid, Heparin, Sterofundin® u. a.: Unverträglichkeit mit Dopamin (nicht mischen).

Dosierung

Erw.: 2–10 µg/kg KG/min i. v., Kinder: 1–15 µg/kg KG/min i. v.

Norepinephrin/Noradrenalin

Arterenol®

Amp. 1 mg/1 ml; Inj.-Fl. 25 mg/25 ml

✓ Indikationen

Verschiedene Schockformen und schwere Infektionen mit ausgeprägter Hypotonie

✗ Kontraindikationen

Paroxysmale Tachykardie, Tachyarrhythmie, pektanginöse Beschwerden

! Achtung

Über Spritzenpumpe geben!

Erwachsene	Kinder
3,5–50 µg/min unter RR-Konrolle i. v.	8 kg: 0,4–4 µg/min 20 kg: 1–10 µg/min 50 kg: 2,5–25 µg/min

Wirkungsweise

α-sympathomimetische Wirkung bewirkt periphere Vasokonstriktion, dadurch Steigerung des peripheren Widerstandes mit Blutdruckanstieg. Geringe β_1-sympathomimetische Wirkung. Steigerung des O_2-Verbrauches am Herzmuskel. HWZ: 1–3 min.

Nebenwirkungen

Herzklopfen, ventrikuläre Herzrhythmusstörungen, pektanginöse Beschwerden, Zittern. Ischämiegefahr der Nieren und des Splanchnikusgebietes (Eingeweide). Bei Pat. mit Sulfitüberempfindlichkeit anaphylaktoide Reaktionen möglich.

Wechselwirkungen

- Alkohol, Levothyroxin, Guanethidin, MAO-Hemmer, tri- und tetrazyklische Antidepressiva: sympathomimetische Wirkung verstärkt.
- α-Rezeptorenblocker: Wirkungsumkehr (Blutdrucksenkung).

Toxizität

Lokal: schlecht durchblutete Haut (entlang der Infusionsvene weiß verfärbt), später Hautnekrosen. Blutdruckanstieg, Bradykardie, Kreislaufzentralisation, Kammerflimmern, Atemnot, Atemlähmung, Lungenödem, Schwindel, Ohnmacht. Therapie: Basismaßnahmen, symptomatische Therapie.

Dosierung

Erwachsene: 0,05–0,5 µg/kg KG/min i. v.
Kinder: 0,05– 0,5 µg/kg KG/min i. v.

Theodrenalin + Cafedrin

Akrinor®
Amp. 10 mg Th. + 200 mg Caf./2 ml

✓ Indikationen

Hypotone Zustände ohne Volumenmangel

✗ Kontraindikationen

Mitralstenose, Volumenmangel

! Achtung

Erwachsene	Kinder
1–2 ml langsam i. v.	8 kg: 0,2–0,4 ml 20 kg: 0,2–0,6 ml 50 kg: 0,2–1 ml langsam i. v.

Empfehlung: 1 Amp. (2 ml) auf 10 ml verdünnen (mit NaCl 0,9 %) und nach Wirkung verabreichen.

Wirkungsweise

- Sympathomimetische Wirkung – Steigerung des Herzminutenvolumens und Engstellung peripherer Venen (Mobilisierung von Blutreserven).
- Sauerstoffverbrauch am Herzen steigt. Erhöhung des Druckes im Lungenkreislauf.
- Sofortiger Wirkungseintritt. WM: 3–5 min. WD: bis zu 1–4 h.

Nebenwirkungen

Pektanginöse Beschwerden, Tachykardie mit Herzklopfen, ventrikuläre Herzrhythmusstörungen, allergische Reaktionen, Atemstimulation.

Wechselwirkungen

- β-Rezeptorenblocker: Bradykardien.
- MAO-Hemmer: krisenhafter Blutdruckanstieg.
- Antihypotonika: gegenseitige Wirkungsverstärkung.
- Antihypertonika: gegenseitige Wirkungsabschwächung.

Dosierung

Angabe in ml, da Kombipräparat.
Erwachsene: 1–2 ml langsam i. v.
Kinder: 0,2–1 ml langsam i. v.

Wirkstoffverzeichnis

Handelsnamenverzeichnis

Clonidin

Catapresan®, Clonistada®
Amp. 0,15 mg/1 ml

Indikationen

Entzugssyndrom mit hypertensivem Notfall

Kontraindikationen

AV-Block II° und III°, Sinusknotensyndrom, Bradykardie, Depression, Schwangerschaft, Stillzeit

Achtung

Bewirkt initial eine Blutdruckspitze, die bei der Hypertensiven Krise zu einer zerebralen Gefäßschädigung (Blutung!) führen kann!

Erwachsene	Kinder
0,075–0,15 mg i.v. (auf 10 ml verdünnt titrieren)	keine Indikation

Wirkungsweise

Blutdrucksenkung und sedierende Wirkung durch Stimulation zentraler α_2-Rezeptoren im Gehirn. Stimulation der α-Rezeptoren in der Peripherie ist schwächer ausgeprägt Clonidin unterdrückt die Entzugssymptomatik beim Absetzen von Opiaten. Eine Aktivierung der peripheren α_2-Rezeptoren führt über das inhibitorische Gi/o zu einer Hemmung der cAMP-Produktion; α_2-Rezeptorenstim. ↑; Gi/o ↑; cAMP ↓; Myosin-Kinase ↑; Muskeltonus ↑.

Nebenwirkungen

- Bradykardie, initialer Blutdruckanstieg
- Sedierung
- Halluzinationen, depressive Verstimmungen
- Parästhesien
- schwere reaktive Hypertonie bei Absetzen der Medikation mgl.
- Verstärkung von Herzrhythmusstörungen (z. B. AV-Block)
- Übelkeit, Erbrechen, Mundtrockenheit

Wechselwirkungen

Abschwächung der blutdrucksenkenden Wirkung durch Tolazolin, trizyklische Antidepressiva oder Neuroleptika: Abschwächung bis Aufhebung der blutdrucksenkenden Wirkung, Auftreten oder Verstärkung orthostatischer Regulationsstörungen, blutdrucksteigernde oder natrium- und wasserretinierende Substanzen, wie nichtsteroidale Antirheumatika, Auslösung bzw. Verstärkung von peripheren Gefäßerkrankungen durch ß-Blocker. Verstärkung der arrhythmogenen Wirkung hoher i. v. Haloperidol-Dosen durch hohe Dosen von Clonidin möglich.

Dosierung

0,001 – 0,0015 mg i. v.

Dihydralazin

Nepresol® inject
Trockensubst. 25 mg für 2 ml

Indikationen

Hypertensiver Notfall in der Schwangerschaft

Kontraindikationen

Schwere Tachykardie, hochgradige Koronarstenosen, Aortenaneurysma, Herzklappenstenosen

Achtung

Ständige Puls- und RR-Kontrolle, paravasale Injektion ausschließen!

Erwachsene	Kinder
6,25–12,5 mg langsam über 2 min i.v., ggf. Wdh. nach 20–30 min.	keine Indikation

Wirkungsweise

Direkte relaxierende Wirkung auf die Gefäßmuskulatur. WE: 5 min. HWZ: 4–5 h.

Nebenwirkungen

Orthostatische Hypotonie, Schwindel, Tachykardie, pektanginöse Beschwerden, Tremor (Fingerzittern) und Muskelkrämpfe, Kopfschmerzen, gastrointestinale Störungen (z. B. Übelkeit, Erbrechen), allergische Reaktionen, Flush, Parästhesien.

Wechselwirkungen

- β-Rezeptorenblocker, ACE-Hemmer, Calciumantagonisten, Hypnotika, Sedativa: gegenseitige Wirkungsverstärkung.
- Diuretika, negativ inotrope Antiarrhythmika, Vasodilatatoren, trizyklische Antidepressiva, MAO-Hemmer, Narkotika, Neuroleptika, Isoniazid: Wirkungsverstärkung von Dihydralazin.

Dosierung

Erwachsene: 6,25–12,5 mg langsam i. v.

Glyceroltrinitrat (i.v.)

Trinitrosan®, Aquo-Trinitrosan®, Nitrolingual® infus/-Konz./-Amp., perlinganit®, Gilustenon Infus, Nitro Mack Amp., Nitro Pohl infus Amp. 5/50 mg in1/10 ml; Amp./Infus./Stechamp. 5/10/25/50 mg in 5/10/25/50 ml

✓ Indikationen

Hypertensiver Notfall

✗ Kontraindikationen

Viagra-/Cyalis-/Revatio-/Levitra-Einnahme!
Kardiogener Schock, ausgeprägte Herzinsuffizienz, toxisches Lungenödem

! Achtung

Erwachsene	Kinder
2–12 mg/h = 33–200 µg/min über Spritzenpumpe, ggf. verdünnen	keine Indikation

Wirkungsweise

Verminderung des O_2-Verbrauches am Herzmuskel. Umverteilung des Blutes in minderversorgte Bereiche. Erweiterung der postkapillären Kapazitätsgefäße (venöses Pooling). Abnahme des Gefäßwiderstandes und des Kapillardruckes in der Lungenstrombahn. Abnahme des links-, rechtsventrikulären und des enddiastolischen Füllungsdruckes, dadurch Abnahme der Wandspannung des Herzens mit Verbesserung der Durchblutung der Herzmuskelinnenschichten. Erhöhung des Wirkungsgrades der Herzarbeit. Nahezu keine Änderung des Herzschlagvolumens. Relaxation von Bronchien und Sphinktern. WE (s. l.): 2–5 min. WE (i. v.): sofort. WD (s. l.) 20–45 min. HWZ: 1,5–2,5 min.

Nebenwirkungen

(Schneller) Blutdruckabfall mit Reflextachykardie (kann Angina-pectoris-Symptomatik auslösen), orthostatische Hypotension bis zum Kollaps (z.T. mit Bradykardie), Synkope, Flush, Übelkeit, Erbrechen, Kopfschmerzen.

Wechselwirkungen

- Blutdrucksenkende Pharmaka, trizyklische Antidepressiva, Neuroleptika und Alkohol: blutdrucksenkende Wirkung verstärkt.
- Heparin: Wirkungsabschwächung von Heparin.

Toxizität

O. g. Nebenwirkungen, Verwirrtheit, Zyanose, Atemnot, Hirndrucksteigerung. Therapie: Basismaßnahmen, symptomatische Therapie, bei Methämoglobinbildung Toloniumchlorid i. v.

Dosierung

0,03–0,18 mg/kg KG/h i. v. über Spritzenpumpe

Glyceroltrinitrat (Spray)

Corangin® Nitrospray/Pumpspray, Nitrangin Pumpspray,
Nitrolingual® N-Spray/-Pumpspray/-Pocket Dosierpumpspray
Spray mit 0,4/0,5 mg je Hub

✓ Indikationen

Hypertensiver Notfall

✕ Kontraindikationen

Viagra-/Cyalis-/Revatio-/Levitra-Einnahme!
RR < 90 mm Hg systolisch!
Rechtsherzinfarkt

! Achtung

Ständige Kontrolle von Puls und RR!

Erwachsene	Kinder
1–2 Hübe, ggf. nach 2–3 min wiederholen	keine Indikation

Wirkungsweise

Verminderung des O_2-Verbrauches am Herzmuskel. Umverteilung des Blutes in minderversorgte Bereiche. Erweiterung der postkapillären Kapazitätsgefäße (venöses Pooling). Abnahme des Gefäßwiderstandes und des Kapillardruckes in der Lungenstrombahn. Abnahme des links-, rechtsventrikulären und des enddiastolischen Füllungsdruckes, dadurch Abnahme der Wandspannung des Herzens mit Verbesserung der Durchblutung der Herzmuskelinnenschichten. Erhöhung des Wirkungsgrades der Herzarbeit. Nahezu keine Änderung des Herzschlagvolumens. Relaxation von Bronchien und Sphinktern. WE (s. l.): 2–5 min. WE (i. v.): sofort. WD (s. l.) 20–45 min. HWZ: 1,5–2,5 min.

Nebenwirkungen

(Schneller) Blutdruckabfall mit Reflextachykardie (kann Angina-pectoris-Symptomatik auslösen), orthostatische Hypotension bis zum Kollaps (z. T. mit Bradykardie), Synkope, Flush, Übelkeit, Erbrechen, Kopfschmerzen.

Wechselwirkungen

- Blutdrucksenkende Pharmaka, trizyklische Antidepressiva, Neuroleptika und Alkohol: blutdrucksenkende Wirkung verstärkt.
- Heparin: Wirkungsabschwächung von Heparin.

Toxizität

O. g. Nebenwirkungen, Verwirrtheit, Zyanose, Atemnot, Hirndrucksteigerung. Therapie: Basismaßnahmen, symptomatische Therapie, bei Methämoglobinbildung Toloniumchlorid i. v.

Dosierung

1–2 Hübe, ggf. nach 2–3 min wdh.

Nitrendipin

Bayotensin® akut
Phiole 5 mg/1 ml

Indikationen

Hypertensiver Notfall

Kontraindikationen

Instabile Angina Pectoris, frischer Herzinfarkt, dekompensierte Herzinsuffizienz, höhergradige Aortenstenose, Schwangerschaft, Stillzeit

Achtung

Eher zurückhaltend einsetzen, da unvorhersehbar übermäßiger Blutdruckabfall möglich.

Erwachsene	Kinder
1 Phiole in den Mund ausdrücken und hinunterschlucken lassen	keine Indikation

Wirkungsweise

Vasodilatation v.a. peripher-arterieller Widerstandsgefäße durch Kalziumantagonismus. Dadurch Afterload-Senkung. Außerdem geringe negative Inotropie. Kaum Beeinträchtigung der Erregungsbildung und -leitung in therapeutischer Dosierung. WE (oral): 2–20 min. WM: 60 min. HWZ: (7–) 10, 4 (–8) h.

Nebenwirkungen

Kopfschmerzen (häufig), Schwindel, Flush (häufig), Reflextachykardie, übermäßige RR-Senkung (verzögert mgl.), Angina pectoris, Palpitationen, Übelkeit, Parästhesien.

Wechselwirkungen

- Blutdrucksenkende Pharmaka, trizyklische Antidepressiva, Cimetidin, Ranitidin: verstärkte Blutdrucksenkung.
- Digoxin, Theophyllin: Erhöhung der jeweiligen Plasmaspiegel.
- Rifampicin, Phenytoin, Carbamazepin, Phenobarbital: Wirkungsverminderung von Nitrendipin.
- Valproinsäure, zahlreiche Antibiotika und Virostatika, Grapefruitsaft: Erhöhung des Nitrendipin-Spiegels.

Toxizität

Kardiales Versagen (Blutdruckabfall, Bradykardie nach instab. Tachykardie). Therapie: Basismaßnahmen, symptomat. Therapie, Calciumgluconat 10 % i.v.

Dosierung

Erwachsene: 1 Phiole (Wdh. frühestens nach 30–60 Minuten)

Urapidil

Ebrantil® i. v. 25/50, Urapidil Carino/-Pharmore/-ratiopharm
Amp. 25 mg/5 ml; Amp. 50 mg/10 ml

Indikationen

Hypertensiver Notfall

Kontraindikationen

Aortenstenose, arteriovenöse Shunts, Stillzeit

Achtung

Erwachsene	Kinder
10–50 mg langsam i. v. (titriert), ggf. nach 5 min Wiederholung	selten indiziert, ggf. in Schritten von 2–5 mg bis zum ausreichenden Wirkungseintritt titrieren

Wirkungsweise

Blockade peripherer α_1-Rezeptoren (dadurch Gefäßerweiterung) und Stimulation zentraler 5-HT-1A-/α_2-Rezeptoren (Verminderung des zentralen Sympathikotonus, dadurch eher gering ausgeprägte Reflextachykardie). WE: 5 min. WM: 10–20 min. HWZ: 2–3 h. WD: 4–6 h.

Nebenwirkungen

Atemnot, pektanginöse Beschwerden, Tachykardie (im Vergleich mit anderen Antihypertonika eher gering ausgeprägt), Schweißausbruch, Arrhythmie, Unruhe, Kopfschmerzen, Schwindel, Übelkeit, Erbrechen.

Wechselwirkungen

Alkohol, Antihypertonika: verstärkte Blutdrucksenkung.

Toxizität

O. g. Nebenwirkungen, Orthostasesyndrom. Therapie: Basismaßnahmen (z. B. Schocklage), symptomatische Therapie.

Dosierung

Erwachsene: 10–50 mg

Wirkstoffverzeichnis

Handelsnamenverzeichnis

Adrenalin/Epinephrin

Adrenalin 1,0 Carino, Adrenalin 1:1000 Jenapharm, Suprarenin®, InfectoKrupp®Inhal

Amp., 1 mg/1 ml; Inj.-Fl., 25 mg/25 ml; 40 mg/1 ml zur Verdünnung mit beiliegenden 9 ml Lösung

✓ Indikationen

Krupp-Syndrom, Bronchospasmen

✗ Kontraindikationen

Im Notfall keine

! Achtung

Mit Natriumbicarbonat inaktiv!
Bei Pat. mit Sulfitüberempfindlichkeit anaphylaktoide Reaktionen möglich.

Erwachsene	Kinder
0,2 mg s.c. oder bis zu 2 mg über Inhalator	3. LM bis 5. LJ: 1 mg auf 5 ml verdünnt über Inhalator, ggf. Wdh. nach 10–20 min

InfectoKrupp®Inhal: 2 Sprühstöße beim Einatmen; ggf. Wdh. nach 5 min mgl.; 2. Wdh. frühestens nach 30–60 min.

Wirkungsweise

α- und β-sympathomimetisch (β_2: Erweiterung der Bronchien). WE: mehrere Sekunden. WD: mehrere Minuten. HWZ: 1–3 min (i.v.).

Nebenwirkungen

Tachykardie, Blutdruckanstieg, Herzrhythmusstörungen (Extrasystolen bis zum Kammerflimmern), pektanginöse Beschwerden, Hyperglykämie, Angst, psychotische Zustände, Hypokaliämie, Tremor (Fingerzittern), Krampfanfälle, Lungenödem, Mydriasis.

Wechselwirkungen

Alkalische Substanzen: Ausfällung und Inaktivierung.

Toxizität

O.g. Nebenwirkungen, Blutdruckanstieg, blasse bis blassgraue, kalte und schlecht durchblutete Haut, Bradykardie durch parasympathische Gegenregulation, Kreislaufzentralisation, Atemnot, Schwindel, Ohnmacht, Kammerflimmern, Atemlähmung, Lungenödem. Therapie: Basismaßnahmen, symptomatische Therapie, Intensivüberwachung.

Dosierung

Erwachsene: 3 µg/kg KG s.c. oder bis zu 2 mg über Inhalator
Kinder: 1 mg verdünnt auf 5 ml über Inhalator

Fenoterol (Spray)

Berotec® N100
Dosieraerosol, 1 Hub = 0,1 mg

✓ Indikationen

Asthma bronchiale

✗ Kontraindikationen

Tachyarrhythmien,
hypertrophe obstruktive Kardiomyopathie, Hypotonie,

! Achtung

Vormedikation beachten!
EKG-Kontrolle! Tachykardie!
Spacer verwenden!

Erwachsene	Kinder
1–2 Hübe, Tageshöchstdosis 8 Hübe!	Nicht unter 4. Lebensjahr! Bis 20 kg: 1 Hub, Tageshöchstdosis 4 Hübe! Ab 20 kg: wie Erwachsene

Wirkungsweise

Kurzwirksames β_2-Mimetikum (WE: wenige Min. WM: 60–120 min. HWZ: 3,2 h. WD: 3–5 h). Entspannung der glatten Muskulatur (z. B. Bronchien und Gefäße) über β_2- Rezeptoren. Zunahme von Herzfrequenz und -kraft mit stärkerem O_2-Verbrauch (geringe β_1-Stimulation, ferner bis zu 20 % der kardialen β-Rezeptoren vom β_2-Subtyp). Für andere Nebenwirkungen sind zentrale und muskuläre β-Rezeptoren verantwortlich.

Nebenwirkungen

Tachykardie, Herzklopfen, Herzrhythmusstörungen, Angina pectoris, Hyper- bzw. Hypotonie, Stoffwechseleffekte (Hyperglykämieneigung, Hypokaliämie), Unruhe, feinschlägiger Tremor, Schwitzen, Kopfschmerzen, Halluzinationen (überwiegend bei Kindern), paradoxer Bronchospasmus.

Wechselwirkungen

- β-Rezeptorenblocker können bei Asthmatikern schwere Bronchospasmen auslösen und schwächen sich gegenseitig mit ß-Mimetika in der Wirkung ab.
- β-Adrenergika, Theophyllin, Anticholinergika, MAO-Hemmer, trizyklische Antidepressiva: Wirkungsverstärkung, vermehrt Nebenwirkungen
- Digitalis, Antiarrhythmika: Gefahr von Hypokaliämie/Rhythmusstörungen.

Dosierung

Erwachsene: 1–2 Hübe, Tageshöchstdosis: 8 Hübe

Kinder: Nicht unter 4. Lebensjahr. Bis 20 kg: 1 Hub, Tageshöchstdosis 4 Hübe. Ab 20 kg: wie Erwachsene.

Ipratropiumbromid

Atrovent® Fertiginhalat
250 µg/2 ml; 500 µg/2 ml

Indikationen

COPD, Asthma bronchiale

Kontraindikationen

Engwinkelglaukom, Glaukomneigung, Miktionsstörungen, Blasenentleerungsstörungen

Achtung

Erwachsene	Kinder
500 µg Dosisbehälter inhalieren lassen, ggf. wiederholen	Dosisbehälter inhalieren lassen, 8 kg: 100–250 µg 20 kg: 250 µg 50 kg: 500 µg, ggf. wiederholen

ggf. Simultananwendung mit Salbutamol möglich

Wirkungsweise

Ipratropiumbromid ist ein Muskarinrezeptor-Antagonist, auch Anticholinergikum genannt. Er blockiert die Muskarin-Rezeptoren, sodass der Botenstoff Acetylcholin seine bronchienverengende Wirkung nicht entfalten kann.

Nebenwirkungen

Husten nach Inhalation (selten), trockener Mund, Kopfschmerzen, gastrointestinale Symptome.

Wechselwirkungen

Ipratropiumbromid und andere bronchienerweiternde Medikamente verstärken sich gegenseitig in ihren Wirkungen und Nebenwirkungen.

Dosierung

Erwachsene: 500 µg-Dosisbehälter inhalieren lassen

Kinder: 250 µg-Dosisbehälter, ab 50 kg KG 500 µg-Dosisbehälter inhalieren lassen.

Orciprenalin

Alupent®
Amp. 0,5 mg/1 ml

Indikationen

Asthma

Kontraindikationen

Schwangerschaft, hypertrophe obstruktive Kardiomyophatie, Tachyarrhythmie, schwere Schilddrüsenüberfunktion, Geschwulst der Nebenniere

Achtung

Erwachsene	Kinder
Möglichst verdünnen, 0,25–0,5 mg sehr langsam i. v. oder 1–2 Amp i. m. oder s. c.	nicht geeignet

Hinweis

Orciprenalin wurde bei bradykarden Erregungsbildungs- und -leitungsstörungen eingesetzt, inkl. AV-Block, ferner auch bei Asthmaanfall und Vergiftungen mit β-Rezeptorenblockern. Gemäß aktuellen Leitlinien kein Mittel der Wahl mehr in der Notfallmedizin (ersetzt durch Atropin, Adrenalin und ggf. Schrittmachertherapie).

Orciprenalin als unspezifisches β-Mimetikum erhöht die Herzfrequenz, erweitert die Bronchien und erweitert auch die Blutgefäße. Während bei Asthmaanfall die starke Chronotropie unerwünscht ist (heute kurzwirksame, β_1-spezifischere Mittel), ist bei einer therapieresistenten Bradykardie bzw. im Falle einer erforderlichen Reanimation die gefäßerweiternde Wirkung unerwünscht.

Die lange Halbwertzeit (6 h) macht es schlecht steuerbar.

Dosierung

Erwachsene: 0,25 – 0,5 mg i. v.

Prednisolon

Prednisolon 250 mg – Rotexmedica,
Solu-Decortin® H 250/500/1000
Inj.-Fl. 250 mg/10 ml; Trockensubstanz 250/500/1000 mg für 5/5/10 ml

Indikationen

Asthma bronchiale,
Pseudokrupp,
Anaphylaktischer Schock

Kontraindikationen

Im Notfall keine

Achtung

Erwachsene

250–1000 mg

Kinder

8 kg: 15–30 mg
20 kg: 40–60 mg
50 kg: 100–150 mg

Wirkungsweise

Glukokortikoide wirken je nach Substanz unterschiedlich ausgeprägt:

- antiexsudativ (Minderung der Membrandurchlässigkeit),
- antiinflammatorisch (Hemmung von Entzündungsreaktionen),
- antiproliferativ (Hemmung der Zellvermehrung) und
- immunsuppressiv (Unterdrückung des Abwehrsystems).

Nebenwirkungen

Bei einmaliger Bolusgabe gering und selten – es sollte jedoch auf Blutzuckeranstieg, Infektanfälligkeit (bei schweren Infektionen nur in Kombination mit kausaler Therapie) und symptomarm verlaufende Magen-Darm-Blutungen geachtet werden. Venenreizung, z. T. Geschmacksirritationen. Bestehende Infektionen (besonders bakterielle) können sich verschlechtern.

Wechselwirkungen

- Herzglykoside: Glykosidwirkung durch Kaliummangel verstärkt.
- Salicylate und nichtsteroidale Antiphlogistika: Gefahr gastrointestinaler Blutungen und Bildung von Magen-Darm-Geschwüren erhöht.
- Antidiabetika: Blutzuckersenkung vermindert.

Dosierung

Erwachsene: 250–1000 mg, Kinder: 2–3 mg/kg KG

Prednisolon rectal/Prednison

Rectodelt®
Zäpfchen 100 mg

Indikationen

Krupp-Syndrom, Pseudokrupp, akute Atemnot

Kontraindikationen

Im Notfall keine

Achtung

Erwachsene	Kinder
keine Indikation	100 mg

Wirkungsweise

Glukokortikoide wirken je nach Substanz unterschiedlich ausgeprägt:

- antiexsudativ (Minderung der Membrandurchlässigkeit),
- antiinflammatorisch (Hemmung von Entzündungsreaktionen),
- antiproliferativ (Hemmung der Zellvermehrung) und
- immunsuppressiv (Unterdrückung des Abwehrsystems).

Nebenwirkungen

Bei einmaliger Bolusgabe gering und selten – es sollte jedoch auf Blutzuckeranstieg, Infektanfälligkeit (bei schweren Infektionen nur in Kombination mit kausaler Therapie) und symptomarm verlaufende Magen-Darm-Blutungen geachtet werden. Bestehende Infektionen (besonders bakterielle) können sich verschlechtern.

Wechselwirkungen

- Herzglykoside: Glykosidwirkung durch Kaliummangel verstärkt.
- Salicylate und nichtsteroidale Antiphlogistika: Gefahr gastrointestinaler Blutungen und Bildung von Magen-Darm-Geschwüren erhöht.
- Antidiabetika: Blutzuckersenkung vermindert.

Dosierung

Kinder: 100 mg

Reproterol

Bronchospasmin®
Amp. 0,09 mg/1 ml

✓ Indikationen

Asthma bronchiale, Bronchospastik

✗ Kontraindikationen

Akuter Herzinfarkt, schwere Tachyarrhythmie, schwere Hyperthyreose, Nebennierengeschwulst

! Achtung

So langsam spritzen, dass die Herzfrequenz nicht ansteigt (dazu unbedingt verdünnen)! Wehenhemmend!

Erwachsene	Kinder
0,09 mg über 1–2 min i.v., ggf. nach 10 min Wiederholung	Ab 3. LM: verdünnen mit 14 ml NaCl. 1 ml (6 µg) davon pro 6 kg KG; also: 8 kg: etwa 1,3 ml 20 kg: 3,3 ml 50 kg: 8,3 ml

Wirkungsweise

Kurzwirksames β_2-Mimetikum (HWZ Reproterol: 3,5 h). Entspannung der glatten Muskulatur (z. B. Bronchien und Gefäße) über β_2-Rezeptoren. Zunahme von Herzfrequenz und -kraft mit stärkerem O_2-Verbrauch (geringe β_1-Stimulation, ferner bis zu 20 % der kardialen β-Rezeptoren vom β_2-Subtyp). Für andere Nebenwirkungen sind zentrale und muskuläre β-Rezeptoren verantwortlich.

Nebenwirkungen

Tachykardie, Herzklopfen, Herzrhythmusstörungen, Angina pectoris, Hyper- bzw. Hypotonie, Stoffwechseleffekte (Hyperglykämieneigung, Hypokaliämie), Unruhe, feinschlägiger Tremor, Schwitzen, Kopfschmerzen, Halluzinationen (überwiegend bei Kindern), paradoxer Bronchospasmus.

Wechselwirkungen

- β-Rezeptorenblocker können bei Asthmatikern schwere Bronchospasmen auslösen und schwächen sich gegenseitig mit β-Mimetika in der Wirkung ab.
- β-Adrenergika, Theophyllin, Anticholinergika, MAO-Hemmer, trizyklische Antidepressiva: Wirkungsverstärkung, vermehrt Nebenwirkungen
- Digitalis, Antiarrhythmika: Gefahr von Hypokaliämie/Rhythmusstörungen

Dosierung

siehe Vorderseite

Salbutamol (Dosieraerosol)

Bronchospray® Autohaler®; Epaq®; Salbulair® N Autohaler®; Salbulair® N; Salbutamol-CT/-ratiopharm® N/-STADA®; Salbutamol AZU/Sandoz®; Sultanol®, Ventilastin® Novolizer®
Dosieraerosol/-spray 1 Hub = 0,1 mg

✓ Indikationen

Asthma bronchiale, COPD, Bronchospasmen

✗ Kontraindikationen

Akuter Herzinfarkt, schwere Hyperthyreose, Phäochromozytom, Tachyarrhythmie

! Achtung

Bei Kindern Fähigkeit zur synchronisierten Inhalation bedenken.

Erwachsene	Kinder
1–2 Hübe, ggf. nach 5–10 min wiederholen	1 Hub

Wirkungsweise

Kurzwirksames β_2-Mimetikum. HWZ: 2,5–6 h. Entspannung der glatten Muskulatur, z.B. Bronchien und Gefäße über β_2-Rezeptoren. Zunahme von Herzfrequenz und Herzkraft mit stärkerem O_2-Verbrauch (geringere β_1-Stimulation, ferner bis zu 20 % der kardialen β-Rezeptoren vom β_2-Subtyp). Für andere Nebenwirkungen sind zentrale und muskuläre β-Rezeptoren verantwortlich.

Nebenwirkungen

Tachykardie, Herzklopfen, Herzrhythmusstörungen, AP, Hyper- bzw. Hypotonie, Stoffwechseleffekte (Hyperglykämieneigung, Hypokaliämie), Unruhe, feinschlägiger Tremor, Schwitzen, Kopfschmerzen, Halluzinationen (v.a. Kinder), paradoxer Bronchospasmus.

Wechselwirkungen

- β-Rezeptorenblocker können bei Asthmatikern schwere Bronchospasmen auslösen und schwächen sich gegenseitig mit β-Mimetika in der Wirkung ab.
- β-Adrenergika, Theophyllin, Anticholinergika, MAO-Hemmer, trizyklische Antidepressiva: Wirkungsverstärkung, vermehrt Nebenwirkungen
- Digitalis, Antiarrhythmika: Gefahr von Hypokaliämie/Rhythmusstörungen

Dosierung

Erwachsene: 1–2 Hübe, Tageshöchstdosis: 10 Hübe.
Kinder: 1 Hub, Tageshöchstdosis: 6 Hübe.
Wdh. jeweils nach 5–10 min möglich.

Salbutamol (vernebelt)

Apsomol®; Broncho; Cyclocaps®; Pädiamol®; Salbu-Fatol®; SalbuHEXAL®; Salbulind®; Salbutamol AL/-ratiopharm®/-STADA/-Trom; Sultanol®/-Rotadisk®; Ventilastin® Novolizer®
Basislsg. 5 mg/1 ml; Fertiglsg. 1,25 mg/2,5 ml zur Inhalation

Indikationen

Asthma bronchiale, COPD, Bronchospasmen

Kontraindikationen

Akuter Herzinfarkt, schwere Hyperthyreose, Phäochromozytom, Tachyarrhythmie

Achtung

Bei Nebenwirkungen Inhalation ggf. abbrechen.

Erwachsene	Kinder
Basislösung: 5–20 Tropfen in 3 ml Aqua über 10 min inhalieren	Basislösung: 1 Tropfen pro LJ in 3 ml Aqua über 10 min inhalieren. Ab 8. LJ 5–10 Tropfen in 3 ml Aqua über 10 min inhalieren.

Fertiglösung: Nach jeweiliger Beschreibung in den Inhalator geben. Simultananwendung mit Ipratropiumbromid möglich.

Wirkungsweise

Kurzwirksames β_2-Mimetikum. HWZ: 2,5–6 h. Wirkungsweise sonst wie bei Fenoterol.

Nebenwirkungen

Tachykardie, Herzklopfen, Herzrhythmusstörungen, AP, Hyper- bzw. Hypotonie, Stoffwechseleffekte (Hyperglykämieneigung, Hypokaliämie), Unruhe, feinschlägiger Tremor, Schwitzen, Kopfschmerzen, Halluzinationen (v. a. Kinder), paradoxer Bronchospasmus.

Wechselwirkungen

- β-Rezeptorenblocker können bei Asthmatikern schwere Bronchospasmen auslösen und schwächen sich gegenseitig mit β-Mimetika in der Wirkung ab.
- β-Adrenergika, Theophyllin, Anticholinergika, MAO-Hemmer, trizyklische Antidepressiva: Wirkungsverstärkung, vermehrt Nebenwirkungen
- Digitalis, Antiarrhythmika: Gefahr von Hypokaliämie/Rhythmusstörungen

Dosierung

siehe Vorderseite

Terbutalin inhalativ

Aerodur® Turbohaler
pro Anwendung 0,5 mg

✓ Indikationen

Asthma bronchiale, COPD, Bronchospasmen

✗ Kontraindikationen

Akuter Herzinfarkt, schwere Hyperthyreose, Phäochromozytom, Tachyarrhythmie

! Achtung

Erwachsene	Kinder
1 Hub, je nach Wirkung bis zu max. 12 Hüben	1 Hub, je nach Wirkung bis zu max. 8 Hüben

Wirkungsweise

Kurzwirksames β_2-Mimetikum (WE: wenige minuten. WD: 4–6 h. HWZ: 3,5 h). Entspannung der glatten Muskulatur (z. B. Bronchien und Gefäße) über β_2-Rezeptoren. Zunahme von Herzfrequenz und -kraft mit stärkerem O_2-Verbrauch (geringe β_1-Stimulation, ferner bis zu 20 % der kardialen β-Rezeptoren vom β_2-Subtyp). Für andere Nebenwirkungen sind zentrale und muskuläre β-Rezeptoren verantwortlich.

Nebenwirkungen

Tachykardie, Herzklopfen, Herzrhythmusstörungen, Angina pectoris, Hyper- bzw. Hypotonie, Stoffwechseleffekte (Hyperglykämieneigung, Hypokaliämie), Unruhe, feinschlägiger Tremor, Schwitzen, Kopfschmerzen, Halluzinationen (überwiegend bei Kindern), paradoxer Bronchospasmus.

Wechselwirkungen

- β-Rezeptorenblocker können bei Asthmatikern schwere Bronchospasmen auslösen und schwächen sich gegenseitig mit β-Mimetika in der Wirkung ab.
- β-Adrenergika, Theophyllin, Anticholinergika, MAO-Hemmer, trizyklische Antidepressiva: Wirkungsverstärkung, vermehrt Nebenwirkungen
- Digitalis, Antiarrhythmika: Gefahr von Hypokaliämie/Rhythmusstörungen

Dosierung

Erwachsene: 1 bis max. 12 Hübe pro Tag
Kinder: 1 bis max. 8 Hübe pro Tag

Terbutalin s. c.

Bricanyl®
Amp. 0,5 mg/1 ml

✓ Indikationen

Asthma bronchiale, COPD, Bronchospasmen

✗ Kontraindikationen

Akuter Herzinfarkt, schwere Hyperthyreose, Phäochromozytom, Tachyarrhythmie

! Achtung

Erwachsene	Kinder	
0,25–0,5 mg s. c.	bis 2. LJ.:	0,05–0,1 mg s.c.
	3. bis 6. LJ.:	0,10–0,2 mg s.c.
	7. bis 14. LJ.:	0,15–0,3 mg s.c.

Wirkungsweise

Kurzwirksames β_2-Mimetikum (WE: wenige Minuten. WD: 4–6 h. HWZ: 3,5 h). Entspannung der glatten Muskulatur (z. B. Bronchien und Gefäße) über β_2-Rezeptoren. Zunahme von Herzfrequenz und -kraft mit stärkerem O_2-Verbrauch (geringe β_1-Stimulation, ferner bis zu 20 % der kardialen β-Rezeptoren vom β_2-Subtyp). Für andere Nebenwirkungen sind zentrale und muskuläre β-Rezeptoren verantwortlich.

Nebenwirkungen

Tachykardie, Herzklopfen, Herzrhythmusstörungen, Angina pectoris, Hyper- bzw. Hypotonie, Stoffwechseleffekte (Hyperglykämieneigung, Hypokaliämie), Unruhe, feinschlägiger Tremor, Schwitzen, Kopfschmerzen, Halluzinationen (überwiegend bei Kindern), paradoxer Bronchospasmus.

Wechselwirkungen

- β-Rezeptorenblocker können bei Asthmatikern schwere Bronchospasmen auslösen und schwächen sich gegenseitig mit β-Mimetika in der Wirkung ab.
- β-Adrenergika, Theophyllin, Anticholinergika, MAO-Hemmer, trizyklische Antidepressiva: Wirkungsverstärkung, vermehrt Nebenwirkungen
- Digitalis, Antiarrhythmika: Gefahr von Hypokaliämie/Rhythmusstörungen

Dosierung

Erwachsene: 0,25–0,5 mg s.c.
Kinder: bis 2. Lebensjahr: 0,05–0,1 mg s.c.,
3. bis 6. Lebensjahr: 0,1–0,2 mg s.c.,
7. bis 14. Lebensjahr: 0,15–0,3 mg s.c.

Theophyllin

Aerobin®, Afonilum® novo, Bronchoparat®, Euphylong®200 i. v., Solosin
Amp. 200 mg/10 ml; Amp. 200 mg/5 ml; Amp. 208 mg/5 ml

✓ Indikationen

Asthma bronchiale, Bronchospastik

✗ Kontraindikationen

Herzinfarkt, Tachyarrhythmien, Epilepsie

! Achtung

Vormedikation beachten!
So langsam spritzen, dass die Herzfrequenz nicht ansteigt!
EKG-Kontrolle!

Erwachsene	Kinder
200 – 500 mg sehr langsam i. v. (ggf. auch verdünnt oral möglich)	Nicht für Säuglinge 8 kg: 24 – 40 mg 20 kg: 60 – 100 mg 50 kg: 150 – 250 mg langsam i. v.

Wirkungsweise

Verminderung der Adenosinwirkung (Antagonismus an Adenosinrezeptoren): Tonussenkung an der Bronchialmuskulatur, Senkung der Histaminfreisetzung in der Lunge. Unspezifische stimulierende Wirkung im ZNS. Desweiteren Vasodilatation, positiv inotrope und chronotrope Wirkung. Der Anstieg von Cyclo-AMP durch Hemmung der Phosphodiesterase mit β-adrenerger Wirkung und Stimulation des Atemzentrums setzt erst bei Dosierungen oberhalb des therapeut. Bereiches ein. HWZ: 5–10 h (bildet aktive Metabolite).

Nebenwirkungen

Tachykardie, pektanginöse Beschwerden, Hypotonie, Herzrhythmusstörungen, zentralnervöse Erregung, Übelkeit, Kopfschmerzen, Zittern, Krampfanfälle.

Wechselwirkungen

- β_2-Adrenergika, Xanthine, Ephedrin: (Neben-)Wirkungsverstärkung
- β-Rezeptorenblocker, Phenytoin, Barbiturate: (gegenseitige) Wirkungsverminderung

Toxizität

O.g. Nebenwirkungen. Therapie: Basismaßnahmen, symptomatische Therapie.

Dosierung

Erwachsene und Kinder: 3–5 mg/kg KG

Wirkstoffverzeichnis

Handelsnamenverzeichnis

Adrenalin/Epinephrin

Adrenalin 1,0 Carino, Adrenalin 1:1000 Jenapharm, Suprarenin®
Amp. 1 mg/1 ml; Inj.-Fl. 25 mg/25 ml

Indikationen

HLW:
- VF/VT wenn persistierend nach 3. Schock;
- PEA/Asystolie

Kontraindikationen

Im Notfall keine

Achtung

Mit Natriumbicarbonat inaktiv!

Erwachsene	Kinder
1 mg i.v. oder i.o. alle 3–5 Minuten.	8 kg: 0,08 mg i.v. oder i.o. 20 kg: 0,2 mg i.v. oder i.o. 50 kg: wie Erw. Wdh. alle 3–5 min!

Wirkungsweise

α- und β-sympathomimetisch (α_1: periphere Gefäßverengung = Vasokonstriktion; β_1: Steigerung der Herzfrequenz und -kraft; β_2: Erweiterung der Bronchien). Entscheidend im Einsatz bei Herzkreislauf-Stillstand und Anaphylaxie ist nicht die direkte β_1-Wirkung am Herzen, sondern die periphere Gefäßverengung mit Erhöhung des Druckes in der Aorta (unter Thoraxkompressionen); daraus resultiert eine Verbesserung der Koronar- und Gehirndurchblutung. WE: mehrere Sekunden. WD: mehrere Minuten. HWZ: 1–3 min (i. v.).

Nebenwirkungen

Sind unter HLW-Bedingungen zu vernachlässigen!

Wechselwirkungen

Alkalische Substanzen: Ausfällung und Inaktivierung.

Toxizität

Unter HLW Bedingungen nicht relevant.

Dosierung

Erwachsene: 1 mg alle 3–5 min i. v. oder i. o.
Kinder: 0,01 mg/kg KG alle 3–5 min i. v. oder i. o.
Tipp für HLW bei Kindern: 1 mg in 100 ml NaCl-Flasche ergibt 0,01 mg/ml.

Wenn oben genannten Zugänge nicht möglich sind, kann bei Neugeborenen eine Gabe über den Tubus (10–30 µg/kg KG) erwogen werden.

Amiodaron

Amiodaron-ratiopharm®, Amiohexal® injekt, Cordarex
Amp. 150 mg/3 ml

Indikationen

HLW bei pulsloser Kammertachykardie/Kammerflimmern nach 3. Schock

Kontraindikationen

Bekannte Jod-Allergie, bekannte QT-Zeit-Verlängerung (Torsade de pointes)

Achtung

Schwere Nekrosen bei paravenöser Injektion möglich

Erwachsene	Kinder
Initial 300 mg i.v., ggf. weitere 150 mg	8 kg: 40 mg, ggf. Wiederholung 20 kg: 100 mg, ggf. Wiederholung 50 kg: 250 mg, ggf. Wiederholung

Wirkungsweise

Antiarrhythmikum der Klasse III (Zunahme der Repolarisationsphase und Refraktärperiode durch Hemmung des Kaliumausstroms): Unterdrückung von Ektopien und Reentry-Mechanismen ohne Einfluss auf die Kontraktionskraft. HWZ: 2–4 Wochen.

Nebenwirkungen

Sind unter HLW-Bedingungen zu vernachlässigen!

Wechselwirkungen

- Ca-Antagonisten, andere Antiarrhythmika, β-Blocker: Verstärkung der kardiodepressiven und negativ-chronotropen Wirkung dieser Substanzen.
- QT-Zeit-verlängernde Medikamente (Diuretika, Laxanzien, Chinidin, Erythromyzin u. a. m.): erhöhte Gefahr von Torsade de pointes.
- Diuretika, systemische Kortikosteroide: Hypokaliämie.

Dosierung

Erwachsene: Initial 300 mg, ggf. weitere 150 mg
Kinder: 5 mg/kg KG

Verdünnung laut Hersteller mit Glucose 5 % empfohlen.

Lidocain

Lidocard B.Braun 2 %, Lidocain 2 % – Rotexmedica,
Xylocain® 2 %, Xylocitin®-cor 2 %
Amp. 100 mg/5 ml

Indikationen

HLW bei pulsloser Kammertachykardie/Kammerflimmern wenn 3. Defibrillation erfolglos (wenn Amiodaron nicht verfügbar oder kontraindiziert)

Kontraindikationen

In diesem Notfall keine

Achtung

Erwachsene	Kinder
70–150 mg i.v.	8 kg: 4–8 mg 20 kg: 10–20 mg 50 kg: 25–50 mg

Wirkungsweise

Hemmung der Na^+-Leitfähigkeit, Repolarisationszeit sinkt, Leitungsgeschwindigkeit sinkt, Refraktärzeit steigt. WE: nach 1–2 min. WD: 15–20 min. HWZ: 1,8 h – aktive Metabolite 3,5 h.

Nebenwirkungen

Unter HLW Bedingungen zu vernachlässigen

Wechselwirkungen

- Andere Antiarrhythmika, β-Rezeptorenblocker, Calciumantagonisten und strukturverwandte Substanzen: Verstärkung der Nebenwirkungen.
- Cimetidin: verminderter Lidocain-Abbau.

Toxizität

Unter HLW Bedingungen nicht relevant

Dosierung

Erwachsene: 70–150 mg
Kinder: 0,5–1 mg/kg KG

Magnesiumsulfat

Magnesium-Diasporal® forte, Cormagnesin® 200/400, Magnesium Verla Infusionslösungskonzentrat, Mg Inresa, Mg 5 – Sulfat 10 %/50 %
Amp. 400 mg/1 g/5 g in 2 ml/10 ml

✓ Indikationen

Torsade de pointes, wenn als Grund für HLW vermutet

✕ Kontraindikationen

In diesem Notfall keine

! Achtung

Erwachsene	Kinder
2 g über 10 min. i.v. oder i.o.	8 kg: 200–400 mg langsam i.v. oder i.o. 20 kg: 500–1000 mg langsam i.v. oder i.o. 50 kg: 1–2 g langsam i.v. oder i.o.

Wirkungsweise

Hemmung der Freisetzung von Azetylcholin aus den präsynaptischen Bläschen; physiologischer Antagonist des Calciums: antiarrhythmisch (vor allem bei ventrikulären Tachykardien nach Digitalistherapie und bei Torsade de pointes); krampflösend.

Nebenwirkungen

Unter HLW Bedingungen zu vernachlässigen.

Toxizität/Wechselwirkungen

Atemstillstand (Risiko der Atemdepression erhöht durch gleichzeitige Wirkung von Hypnotika/Narkotika), HKS. Wirkungsverstärkung von Kalziumantagonisten durch Magnesium!

Dosierung

Erwachsene: initial 2 g über 10 min i. v., dann 0,75 g/h für 10 h
Kinder: 25 – 50 mg/kg KG i. v. oder i. o.

Natriumhydrogencarbonat 8,4 %

Natriumhydrogencarbonat 8,4 %
Infusion 8,4 g/100 ml

Indikationen

HLW, Routinegabe nicht sinnvoll!
Indiziert z. B. bei Intoxikation mit trizyklischen Antidepressiva oder Hyperkaliämie

Kontraindikationen

In diesem Notfall keine

Achtung

Paravenöse Injektion ausschließen!
Nicht mischen!

Erwachsene	Kinder
Etwa 50 ml i. v.; mehr nur nach Blutgasanalyse!	8 kg: 4–8 ml i. v. 20 kg: 10–20 ml i. v. 50 kg: 25–50 ml i. v. Mehr nur nach Blutgasanalyse! Möglichst 1:1 verdünnen.

Wirkungsweise

Natriumhydrogencarbonat bindet H^+-Ionen unter Bildung von Kohlensäure, diese zerfällt in Wasser und Kohlendioxid, letzteres wird abgeatmet.

Nebenwirkungen

Metabolische Alkalose (schlechtere O_2-Abgabe), Nekrosen bei paravenöser Injektion, hypokalzämische Tetanie (bei Dosisüberschreitung).

Wechselwirkungen

- Katecholamine: Ausfällung und Inaktivierung.
- Calcium-, magnesium- und phosphathaltige Lösungen: Inkompatibilität mit Natriumhydrogencarbonat (nicht mischen!).

Dosierung

Erwachsene und Kinder: 0,5 – 1 ml/kg KG.
Mehr nur nach Blutgasanalyse

Wirkstoffverzeichnis

Handelsnamenverzeichnis

Metamizol

Analgin®, Berlosin®, Metamizol Hexal®, Novalgin®, Novaminsulfon Lichtenstein, Novaminsulfon-ratiopharm®
Amp. 1000 mg/2 ml; Amp. 2500 mg/5 ml

Indikationen

Hohes Fieber

Kontraindikationen

Schmerzmittel-Unverträglichkeit

Achtung

Nicht im ersten und letzten Schwangerschaftsdrittel!
Kann Hypotonie auslösen!

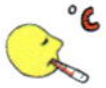

Erwachsene	Kinder
1–2,5 g über 2–4 min i.v. (ideal: Kurzinfusion mit 100 ml NaCl)	Nicht unter 3. Monat! 8 kg: 80 mg sehr langsam i.v. 20 kg: 200 mg sehr langsam i.v. 50 kg: 500 mg sehr langsam i.v. Verdünnen!

Wirkungsweise

Analgetische und fiebersenkende Wirkung durch Hemmung der Prostaglandinsynthese. Aktivierung schmerzhemmender absteigender Bahnen. Relaxierung glatter Muskulatur (jedoch nicht am Ureter). Nebenwirkung: Blutdruckabfall. Gering entzündungshemmend. WE: 1–8 min. WD: 2–6 h. HWZ der aktiven Metabolite: 1,8–4,6 h.

Nebenwirkungen

Z.T. schwere Überempfindlichkeitsreaktionen (z.B. Stevens-Johnson-Syndrom/Lyell-Syndrom), Anaphylaxie, Möglichkeit der Agranulozytose, Blutdruckabfall (bes. bei älteren Menschen und bei schneller i.v.-Gabe), Nierenfunktionsstörungen.

Hinweis

Kann Hypotonie auslösen. Daher müssen die Voraussetzungen für eine Schockbehandlung gegeben sein.

Toxizität

Benommenheit bis Bewusstlosigkeit, Muskelzittern, Krämpfe, Status epilepticus, oft mit typischem rotem Rubazonsäureharn, Kreislaufkollaps, Atemlähmung als Todesursache. Therapie: Basismaßnahmen, symptomatische Therapie.

Dosierung

Erwachsene: 1–2,5 g sehr langsam i.v.
Kinder: 10 mg/kg KG sehr langsam verdünnt i.v.,
nicht unter 3. Lebensmonat

Paracetamol

ben-u-ron®, Captin®, Enelfa®, Fensum®, Mono Praecimed®, Paedialgon®, Paracetamol AbZ/AL®/BC/beta/-CT/Hexal®/ Lichtenstein/-ratiopharm®/Sandoz®/Stada®/-Supp 1-A-Pharma Suppositorium 125, 250, 500 mg

✓ Indikationen

Fieber und Schmerzen, vor allem bei Kindern

✕ Kontraindikationen

! Achtung

Maximaldosis pro Tag beachten (Leberversagen möglich)!

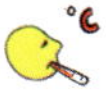

Erwachsene	Kinder
nicht gebräuchlich	8 kg: 125 mg 20 kg: 250 mg 50 kg: nicht gebräuchlich

Wirkungsweise

Analgetische (schmerzstillende) und antipyretische (fiebersenkende) Wirkung durch Hemmung der Prostaglandinsynthese. WM: 30 min. WD: 4–6 h. HWZ: 1–4 h.

Nebenwirkungen

Schwere Leberschäden (bei Überdosierung), Störungen der Blutbildung, Überempfindlichkeitsreaktionen.

Wechselwirkungen

Alkohol, leberenzyminduzierende Arzneimittel (z.B. Phenytoin, Barbiturate, Antiepileptika, Rifampicin): Leberschäden, Risiko der erhöhten Toxizität.

Toxizität

Die toxische Wirkung beruht v.a. auf der Bildung des leberzelltoxischen Metaboliten NABQUI bei gleichzeitiger Überlastung körpereigener Entgiftungsmechanismen. Kann Leberschaden bis zum tödlichen Leberzerfallkoma führen. Die letale Dosis bei Erwachsenen liegt bei 15–25 g als Einzeldosis. Bei Kindern beginnt die toxische Wirkung bei etwa 125 mg/kg KG.

Dosierung

Erwachsene: nicht gebräuchlich

Kinder:	bis 6 Monate:	70–95 mg
	ab 6 Monate bis 1 Jahr:	125 mg
	1 bis 5 Jahre:	250 mg

frühestens nach 4 Stunden wiederholen

Maximaldosis: 60–100 mg/kg KG/Tag

Wirkstoffverzeichnis

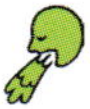

Handelsnamenverzeichnis

Dimenhydrinat

Vomex A
Amp. 62 mg/10 ml

Indikationen

Übelkeit und Erbrechen

Kontraindikationen

Akuter Asthma-Anfall, grüner Star, Nebennieren-Tumor, Porphyrie, Prostatahyperplasie, Epilepsie, Eklampsie, letzte Schwangerschaftswochen

Achtung

Vorsicht bei MAO-Hemmern!
Insbesondere bei Kindern paradoxe Reaktionen möglich!

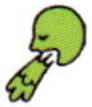

Erwachsene	Kinder
62 mg sehr langsam i.v.	Nicht unter 6 kg KG! 8 kg: 8–16 mg ab 20 kg: 20–40 mg sehr langsam i.v.

Wirkungsweise

Antihistaminikum mit antiemetischer Wirkung. Als klassischer H1-Blocker auch anticholinerge und sedierende Komponente.

Nebenwirkungen

Müdigkeit, Unruhe, Krämpfe, anticholinerge Nebenwirkungen (Mundtrockenheit, Miktions- und Akkomodationsstörungen).

Wechselwirkungen

- Zentral wirksame Pharmaka: Wirkungsverstärkung
- MAO-Hemmer, trizyklische Antidepressiva, Parasympathomimetika: verstärkte anticholinerge Nebenwirkungen
- Blutdrucksenkende Medikamente: Wirkungsverstärkung
- Lösung nicht mit Aminophyllin, Heparin, Hydrocortison, Phenobarbital, Phenytoin, Prednisolon, Promazin oder Promethazin mischen (inkompatibel)!

Toxizität

Oben genannte Nebenwirkungen, Halluzinationen, Hyperthermie, Mydriasis, Atembeschwerden, Tachykardie, Sedierung.

Dosierung

Erwachsene: 62 mg sehr langsam i.v.
Kinder: 1 – 2 mg/kg KG sehr langsam i.v., nicht unter 6 kg KG!

Metoclopramid (MCP)

Cerucal®, MCP-CT, MCP-Hexal® injekt,
MCP-ratiopharm® SF, Paspertin®
Amp. 10 mg/2 ml

✓ Indikationen

Übelkeit und Erbrechen

✗ Kontraindikationen

Epilepsie, Blutungen/Durchbruch und Verschluss im Magen-Darm-Bereich,
1. Schwangerschaftsdrittel, Stillzeit

! Achtung

Vorsicht bei MAO-Hemmern!
Insbesondere bei Kindern paradoxe Reaktionen möglich!
Extrapyramidale Nebenwirkungen (Zungen-Schlund-Krampf möglich)

Erwachsene	Kinder
10 mg i. v.	Nicht für Säuglinge und Kleinkinder bis 2. LJ! 20 kg: 2 mg 50 kg: 5 mg

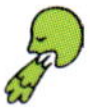

Wirkungsweise

Antiemetische Wirkung durch Erhöhung des gastroösophagealen Sphinktertonus und Förderung der Magenentleerung (in das Duodenum), extrapyramidale Symptome (Dyskinesien, Parkinsonoid) durch Dopaminantagonismus an zentralen Rezeptoren. HWZ: 2,6–4,6 h.

Nebenwirkungen

Blutdruckschwankungen, Bradykardie, Durchfall, Kopfschmerzen, Schwindel, dyskinetisches Syndrom, malignes neuroleptisches Syndrom.

Wechselwirkungen

- Zentraldämpfende Pharmaka, Alkohol: zentraldämpfende Wirkung.
- Trizyklische Antidepressiva, Neuroleptika, MAO-Hemmer: extrapyramidale Wirkungen verstärkt.
- Alkohol, Lithium: allgemeine Wirkungsverstärkung der Stoffe.

Toxizität

O.g. Nebenwirkungen. Bei hohen Dosen Benommenheit und Schlaflosigkeit. Bei Kleinkindern kann eine Methämoglobinämie auftreten. Therapie: Basismaßnahmen, symptomatische Therapie, Biperiden i.v. (bei Dyskinesien/extrapyramidalen Symptomen).

Dosierung

Erwachsene: 10 mg i.v.
Kinder: 0,1 mg/kg KG i.v., erst ab 3. Lebensjahr

Wirkstoffverzeichnis

Handelsnamenverzeichnis

Furosemid

durafurid, Furo-CT, Furorese®, Furosemid Stada®, Furosemid-ratiopharm®, Fusid®, Lasix®
Amp. 20 mg/2 ml, Amp. 40 mg/4 ml

Indikationen

Ödeme (kardiales Lungenödem),
zur forcierten Diurese bei Intoxikationen

Kontraindikationen

Anurie, komatöses Leberversagen,
Hypovolämie, Harnabflussbehinderung

Achtung

Inkompatibilität mit Glukose, HAES, Jonosteril!
RR-Abfall möglich.
Darf nicht gemischt werden!

Erwachsene	Kinder
20–80 mg langsam (4 mg/min) i.v.	nicht indiziert

Wirkungsweise

Hemmung der Na^+-Rückresorption in der Henle-Schleife, Urinproduktion steigt (von ca. 60 ml/h auf ca. 600 ml/h). WE: sofort. WD: 2–3 h. HWZ: 1 h. Außerdem Freisetzung von Prostaglandinen (Venenerweiterung).

Nebenwirkungen

Hypotonie, Hypovolämie, Dehydratation, Elektrolytverluste, Hämatokritanstieg (Thrombosegefahr), Verschlechterung oder Manifestwerden der Symptome einer Harnabflussbehinderung, Verschlechterung einer metabolischen Alkalose, selten vorübergehende Taubheit (hohe Dosis i. v.), Hyperurikämie, Gichtanfälle.

Wechselwirkungen

- Oto-/nephrotoxische Arzneimittel: blutdrucksenkende Wirkung verstärkt.
- Salicylate, Lithium (jeweils hochdosiert): toxische Wirkungen der angeführten Substanzen verstärkt (z. B. Herz, ZNS).
- Herzglykoside, Theophyllin, curareartige Muskelrelaxanzien: Wirkungsverstärkung der angeführten Substanzen.
- Verschiedene Lösungen: Inkompatibilität mit Furosemid (nicht mischen!).
- ACE-Hemmer: Blutdruckabfall bis zum Schock.

Toxizität

O. g. Nebenwirkungen, initialer Blutdruckabfall bis Schock, bei längerem Verlauf Elektrolytstörungen. Therapie: symptomatisch, Basismaßnahmen, kontrollierte Elektrolytsubstitution in der Klinik.

Dosierung

Erwachsene: 20–80 mg lgs. i. v.

Mannitol

Deltamannit 20 %, Mannit-Lösung 20 %, Mannitol-Lösung 20 % Baxter/Köhler, Mannitol-Lösung 20 Prozent Pharmacia, Osmosteril 20 %, Thomaemannit®20 %
Infusion 100 ml, Infusion 250 ml

Indikationen

Hirndruckanstieg bei SHT mit Einklemmungszeichen

Kontraindikationen

Kardiale Dekompensation,
Dehydratationszustände, Lungenödem

Achtung

Nicht mischen!
Bei auskristallisierter Lösung: Erwärmen vor Infusion

Erwachsene	Kinder
35–50 g (entspr. 175–250 ml) über 15–30 min	über 15–30min 8 kg: 4 g (entspricht 20 ml) 20 kg: 10 g (entspricht 50 ml) 50 kg: 25 g (entspricht 125 ml)

Wirkungsweise

Mannitol ist ein 6-wertiger Alkohol, der kaum metabolisiert wird und im Nierentubulus nicht rückresorbiert werden kann. Es wird glomerulär filtriert und während der kontinuierlichen isotonen Rückresorption im proximalen Tubulus zunehmend konzentriert; damit wird Wasser im Tubulus zurückgehalten. Dies erklärt die osmodiuretische Wirksamkeit. Außerdem wird in ähnlicher Weise ein osmotischer Gradient zwischen hypertonem Intravasalraum und Extra- bzw. Intrazellulärraum (z. B. des Gehirns) aufgebaut, der zu einem Wasserausstrom in Richtung des Intravasalraumes führt. Dadurch kann ein Hirnödem vermindert werden.

Nebenwirkungen

Akute Volumenbelastung des kardiozirkulatorischen Systems (bei zu schneller Infusion oder Applikation größerer Mengen, insbes. bei Oligurie).

Wechselwirkungen

Nicht mischen.

Dosierung

Erwachsene: 35–50 g über 15–30 Minuten
Kinder: 0,5 g/kg KG über 15–30 Minuten

Wirkstoffverzeichnis

Handelsnamenverzeichnis

Glucagon

GlucaGen; GlucaGen Hypokit
Trockensubst. 1 mg für 1 ml

Indikationen

Hypoglykämie bei Diabetikern unter Insulintherapie

Kontraindikationen

Schwere KHK, Leberschaden,
Säuglinge, Kleinkinder

Achtung

Nur indiziert bei schwierigem i.v.-Zugang (sonst Glucose).
Aspirationsgefahr durch ausgelöstes Erbrechen möglich.

Erwachsene	Kinder
1 mg i.m., s.c.	unter 25 kg: 0,25–0,5 mg über 25 kg: 0,5–1 mg i.m., s.c.

Wirkungsweise

Hormon mit antagonistischer Wirkung zum Insulin; Glukagon mobilisiert Glykogen aus der Leber (keine Wirkung bei Erschöpfung der Glykogenreserve, z. B. länger bestehende Hypoglykämie, Alkoholabusus, Kachexie, Leberzirrhose). Positiv inotrop und chronotrop durch einen eigenen Rezeptor auf Herzmuskelzellen. WE: 10 (5 – 20) min. WD: 1 – 2 h. HWZ: 3 – 6 min.

Nebenwirkungen

Übelkeit, Erbrechen, Überempfindlichkeitsreaktion, positive Inotropie, positive Chronotropie, Verringerung der Magen-Darm-motilität.

Wechselwirkungen

- Insulin: Antagonistische Wirkung.
- Indometacin: Wirkungsverminderung von Glukagon.
- Warfarin: Wirkungsverstärkung von Warfarin.

Toxizität

Bei Überdosierung Gefahr der Hypokaliämie.

Dosierung

Erwachsene: 1 mg i. m. oder s. c.
Kinder: unter 25 kg KG: 0,5 mg, über 25 kg KG: 1 mg i. m./s. c.

Hinweis: Glukagon ist kein Routinemedikament des Notarztes; es findet sich aber häufig bei bekannten Diabetikern (Kühlschrank) und wurde evtl. bereits vor Eintreffen des Rettungsdienstes durch den Patienten selbst oder durch Angehörige appliziert. Bei schwierigem venösem Zugang zur Glukoseapplikation kann die s. c.-/ i. m.-Gabe von Glukagon durch den Notarzt erwogen werden.

Glucose-Monohydrat

Glucose 40 % Eifelfango,
Glucosteril 40 %
Infusion 100 ml; Amp 10 ml

Indikationen

Hypoglykämie mit Bewusstseinsstörung
(sonst orale Therapie möglich)

Kontraindikationen

Im Notfall keine

Achtung

Venenreizend,
wiederholte Blutzuckerkontrollen notwendig

Erwachsene	Kinder
20–50 ml lgs. unter laufender Infusion i. v. Ggf. weitere 20 ml in Infusion.	8 kg: 2 g (entspricht 5 ml) 20 kg: 5 g (entspricht 12,5 ml) 50 kg: 12,5 g (entspricht 25 ml) jeweils langsam i. v. unter laufender Infusion. Ggf. weitere Gabe über Infusion.

Wirkungsweise

Erhöhung der Blutglukosekonzentration. Faustregel: 10 g Glukose (25 ml Glukose 40 %) intravenös steigern den Serumblutzucker kurzfristig um ca. 100 mg/dl. Um einen raschen erneuten Abfall des Blutzuckers durch Umverteilung, vor allem in den Intravasalraum (10 Liter), zu verhindern sollte die initiale Glukosedosis bei schwerer Hypoglykämie ca. 15–20 g (40–60 ml Glukose 40 %) initial betragen (0,25 g/kg KG), davon etwa die Hälfte bei schnell laufender Infusion intravenös injiziert und je nach Erfolg die andere Hälfte in die Infusion gegeben. Innerhalb der folgenden zwei Stunden wird noch einmal die Menge der Initialdosis gebraucht (15–20 g Glukose), die aber auch in Form anderer Kohlenhydrate oral zugeführt werden kann.

Nebenwirkungen

Venenreizung.

Dosierung

Erwachsene und Kinder: 0,25–1 g/kg KG i. v.

Heparin, unfraktioniert (UFH)

Heparin-Natrium Braun/-ratiopharm®, Liquemin® N, Amp. 5000/7500/10000/20000/25000 I. E./ 0,2/0,3/0,375/0,5/1/5 ml

Indikationen

Herzinfarkt, Thrombose, Lungenembolie, Vorbehandlung zur Lyse

Kontraindikationen

Akute zerebrale Blutungen, Blutungsneigung, Magen-Darm-Ulkus, Heparin-Allergie (HIT II)

Achtung

Verdünnung empfohlen!
Nicht durch PVC-haltige Schläuche geben.

Erwachsene	Kinder
Initial 5000–10000 I. E. i.v.	keine Indikation

Wirkungsweise

Indirekte Thrombinhemmung durch Aktivierung von Antithrombin III und hemmender Einfluss auf weitere Gerinnungsfaktoren. Hemmung der Blutgerinnung und Förderung der Fibrinolyse. Heparin kommt auch physiologisch im Körper vor (z. B. Mastzellen). WE: 1 min. HWZ: 1 – 2,5 h.

Nebenwirkungen

Blutungen (insbesondere aus Haut, Schleimhäuten, Wunden, Gastro- und Urogenitaltrakt), Verlängerung der Blutungszeit.

Wechselwirkungen

- Substanzen mit hemmender Wirkung auf Gerinnung und Blutstillung: verstärkte Blutungsgefahr.
- Glyceroltrinitrat (i. v.): Heparinwirkung vermindert.
- Andere parenterale Medikamente: physikalisch-chemische Inkompatibilitäten, daher nicht mischen!

Toxizität

Blutungen aller Art. Therapie: Basismaßnahmen, symptomatische Therapie, Protamin (z. B. Protamin 1000/5000 Roche®, 1 ml inaktiviert 1000 bzw. 5000 I. E. Heparin) als Antidot i. v., ggf. Bluttransfusion.

Dosierung

Erwachsene: 5000 I. E. als Bolus i. v.

Natriumhydrogencarbonat 8,4 %

Natriumhydrogencarbonat 8,4 %
Infusion 8,4 g/100 ml

Indikationen

Metabolische Azidose, Intoxikation mit trizyklischen Antidepressiva

Kontraindikationen

Respiratorische Azidose, Alkalose, Ateminsuffizienz

Achtung

Paravenöse Injektion ausschließen!
Möglichst nicht mischen!

Erwachsene	Kinder
Etwa 50 ml i.v.; mehr nur nach Blutgasanalyse!	8 kg: 4–8 ml i.v. 20 kg: 10–20 ml i.v. 50 kg: 25–50 ml i.v. Mehr nur nach Blutgasanalyse! Möglichst 1:1 verdünnen.

Wirkungsweise

Natriumhydrogencarbonat bindet H^+-Ionen unter Bildung von Kohlensäure, diese zerfällt in Wasser und Kohlendioxid, letzteres wird abgeatmet.

Nebenwirkungen

Metabolische Alkalose (schlechtere O_2-Abgabe), Nekrosen bei paravenöser Injektion, hypokalzämische Tetanie (bei Dosisüberschreitung).

Wechselwirkungen

- Katecholamine: Ausfällung und Inaktivierung.
- Calcium-, magnesium- und phosphathaltige Lösungen: Inkompatibilität mit Natriumhydrogencarbonat (nicht mischen!).

Dosierung

Erwachsene und Kinder: 0,5 – 1 ml/kg KG.
Mehr nur nach Blutgasanalyse

Wirkstoffverzeichnis

Handelsnamenverzeichnis

Clonazepam

Rivotril®
Amp. 1 mg/1 ml zur Verdünnung mit 1 ml Aqua

Indikationen

Status epilepticus

Kontraindikationen

Medikamenten-, Drogen-, Alkoholabhängigkeit

Achtung

Erwachsene	Kinder
0,5–1,5 mg langsam i. v., ggf. Wiederholung	8 kg: 0,08–0,4 mg 20 kg: 0,2–1 mg 50 kg: 0,5–1,5 mg langsam i. v.

Wirkungsweise

Antikonvulsion (Krampflösung), Sedierung und Anxiolyse (Angstlösung) Muskelrelaxation durch GABA-Wirkungsverstärkung (GABA = γ-Aminobuttersäure, ein Neurotransmitter). HWZ: 30–40 h. WD: antiepileptisch 30 min.

Nebenwirkungen

Atemdepression, Bronchialhypersekretion, Entzugssyndrom, Müdigkeit, Schwindel, Benommenheit, Kopfschmerzen, anterograde Amnesie, allergische Reaktionen bei Säuglingen und Kleinkindern.

Wechselwirkungen

- Zentralwirksame Pharmaka, Alkohol: gegenseitige Wirkungsverstärkung.
- Muskelrelaxanzien, Analgetika, Lachgas: Wirkungsverstärkung der angeführten Substanzen.
- Valproinsäure (häufig verwendetes Antiepileptikum): Ausbildung eines Petit-mal-Status möglich.

Toxizität

O. g. Nebenwirkungen, Somnolenz bis Koma. Therapie: Basismaßnahmen, symptomatische Therapie.

Dosierung

Erwachsene: 0,5–1 mg langsam i. v., max. 13 mg/Tag
Kinder: 0,01–0,07 mg/kg KG (Richtdosis) langsam i. v.
Wg. kurzer epileptischer Wirkdauer rechtzeitige Aufsättigung mit Phenytoin erwägen.

Diazepam (rektal)

Diazepam Desitin® rectal tube, Stesolid® Rectal Tube
Rektiole 5 mg, 10 mg

Indikationen

Krampfanfälle bei Kleinkindern

Kontraindikationen

Myasthenia gravis, Asthma, Atemdepression,
akute Vergiftung mit Alkohol, Schlaf- oder Schmerzmitteln,
Neuroleptika, Antidepressiva, Lithium

Achtung

Beatmungsmöglichkeit muss gegeben sein.

Erwachsene	Kinder
nicht gebräuchlich	nicht unter 4. LM! bis 15 kg: 5 mg rektal ab 15 kg: 10 mg rektal

Wirkungsweise

Anxiolyse (Angstlösung), Sedierung (Beruhigung; Unangenehmes wird toleriert, bei erhaltenem Bewusstsein), Amnesie, Antikonvulsion (Krampflösung) und Muskelrelaxation durch Aktivierung des GABA-A-Rezeptors (GABA = γ-Aminobuttersäure, ein inhibitorischer Neurotransmitter) nach Bindung an spezifische Rezeptoren. WE: 1–3 min. WD: antiepileptisch 20 min. HWZ: 24–48 h (a. M.: 50–80 h).

Nebenwirkungen

Atemdepression, Blutdruckabfall, Bradykardie, paradoxe Reaktionen (z. B. akute Erregungszustände), Verwirrtheit, Übelkeit, Erbrechen, Halluzinationen, anterograde Amnesie.

Wechselwirkungen

- Zentralwirksame Pharmaka und Alkohol: Gegenseitige Wirkungsverstärkung.
- Muskelrelaxanzien, Analgetika und Lachgas: Wirkungsverstärkung der angeführten Substanzen.
- Cimetidin: Wirkungsverstärkung und -verlängerung von Diazepam.

Toxizität

O. g. Nebenwirkungen, Bewusstseinsstörungen bis tiefes Koma. Therapie: Basismaßnahmen, symptomatische Therapie.

Dosierung

Erwachsene: nicht gebräuchlich
Kinder: nicht unter dem 4. Lebensmonat
bis 15 kg KG: 5 mg rektal,
ab 15 kg KG: 10 mg rektal,

Diazepam (i. v.)

Diazep-CT, Diazepam AbZ, Diazepam-®Lipuro, -ratiopharm®, Diazepam-Rotexmedica/-Weimer, Faustan®, Stesolid®, Valium®
Amp. 10 mg/2 ml

✓ Indikationen

Krampfanfälle

✗ Kontraindikationen

Muskel-/Ateminsuffiziente Pat. (Myasthenia gravis), Akute Vergiftungen mit zentraldämpfenden Pharmaka, Schmerz-/Schlafmitteln und Alkohol

! Achtung

Beatmungsmöglichkeit muss gegeben sein. Nicht mischen! Intraarterielle Injektion ausschließen! Wg. kurzer antiepileptischer WD: rechtzeitige Aufsättigung mit Phenytoin erwägen.

Erwachsene	Kinder
5–20 mg langsam i. v., evtl. Dosisreduktion bei älteren Pat.	Nicht unter 4. LM! 8 kg: 0,8–5 mg 20 kg: 2–10 mg 50 kg: 5–20 mg

Wirkungsweise

Anxiolyse (Angstlösung), Sedierung (Beruhigung; Unangenehmes wird toleriert, bei erhaltenem Bewusstsein), Amnesie, Antikonvulsion (Krampflösung) und Muskelrelaxation durch Aktivierung des GABA-A-Rezeptors (GABA = γ-Aminobuttersäure, inhibitorischer Neurotransmitter) nach Bindung an spezifische Rezeptoren. WE: 1–3 min. WD: antiepilept. 20 min. HWZ: 24–48 h (a. M.: 50–80 h).

Nebenwirkungen

Atemdepression, Blutdruckabfall, Bradykardie, paradoxe Reaktionen (z. B. akute Erregungszustände), Verwirrtheit, Übelkeit, Erbrechen, Halluzinationen, anterograde Amnesie (Gedächtnisverlust bezogen auf die Zeitspanne nach einem Ereignis, hier: Medikamentengabe). Bei Diazepam i. v. auch Venenreizung (geringer bei best. Lösungen, z. B. Valium® MM Roche). Anaphylaxie auf Natriumdisulfit (bei Valium® MM Roche).

Wechselwirkungen

- Zentralwirksame Pharmaka und Alkohol: Gegenseitige Wirkungsverstärkung.
- Muskelrelaxanzien, Analgetika und Lachgas: Wirkungsverstärkung der angeführten Substanzen.
- Cimetidin: Wirkungsverstärkung und -verlängerung von Diazepam.

Toxizität

O. g. Nebenwirkungen, Bewusstseinsstörungen bis tiefes Koma. Therapie: Basismaßnahmen, symptomatische Therapie.

Dosierung

Erw.: 5–20 mg langsam i. v., ggf. wdh., ≤ 5 mg/min, max. 30 mg/h
Kinder: 0,1–0,5 mg/kg KG i. v., nicht unter dem 4. Lebensmonat

Lorazepam

Tavor® pro injectione
Amp. 2 mg/1 ml

✓ Indikationen

Status epilepticus

✗ Kontraindikationen

Muskel-/Ateminsuffiziente Pat. (Myasthenia gravis),
Akute Vergiftungen mit zentraldämpfenden Pharmaka,
Schmerz-/Schlafmitteln und Alkohol

! Achtung

Beatmungsmöglichkeit muss gegeben sein.
Wirkt stark atemdepressiv!

Erwachsene	Kinder
2 mg verdünnt langsam i. v., ggf. wdh.	nicht unter 4. LM! 8 kg: 0,2–0,8 mg 20 kg: 0,5–2 mg 50 kg: 1–2 mg jeweils langsam i. v.

Wirkungsweise

GABA-Wirkungsverstärkung durch Bindung an Benzodiazepinrezeptoren. Antikonvulsion (wegen Hydrophilie länger als andere Benzodiazepine) u. Muskelrelaxation, Anxiolyse, Sedierung, WE: 1–3 min. WD: 0,5–3 h. HWZ: 10–18 h.).

Nebenwirkungen

Atemdepression, Blutdruckabfall, Bradykardie, paradoxe Reaktionen (z. B. akute Erregungszustände), Verwirrtheit, Übelkeit, Erbrechen, Halluzinationen, Überempfindlichkeitsreaktion, Nekrosen bei Paravasat oder intraarterieller Injektion.

Wechselwirkungen

- Zentralwirksame Pharmaka und Alkohol: Gegenseitige Wirkungsverstärkung.
- Muskelrelaxanzien, Analgetika und Lachgas: Wirkungsverstärkung der angeführten Substanzen.
- Clozapin, Haloperidol: gefährliche Wirkungsverstärkung/-verlängerung von Lorazepam.
- Scopolamin: Halluzinationen, irrationales Verhalten.

Toxizität

O. g. Nebenwirkungen (ausgeprägt). Therapie: Basismaßnahmen, symptomatische Therapie.

Dosierung

Erwachsene: 2 mg (verdünnt) langsam i. v., ggf. wdh.,
$\leq$ 2 mg/min, max. 8 mg/12 h
Kinder: 0,025–0,1 mg/kg KG langsam i. v.

Midazolam

Dormicum®, Midazolam B.Braun/Curamed®/DeltaSelect/Hexal/-ratiopharm®/Rotexmedica
Amp. 5 mg/1 ml; 15 mg/3 ml; 5 mg/5 ml

✓ Indikationen

Krampfanfälle

✗ Kontraindikationen

Muskel-/Ateminsuffiziente Pat. (Myasthenia gravis), Akute Vergiftungen mit zentraldämpfenden Pharmaka, Schmerz-/Schlafmitteln und Alkohol

! Achtung

Beatmungsmöglichkeit muss gegeben sein.
Intraarterielle Injektion ausschließen!
Insbesondere bei älteren Patienten atemdepressiv!

Erwachsene	Kinder
7–20 mg i.v.	Nicht unter 4. Lebensjahr! 20 kg: 2–4 mg 50 kg: 5–10 mg

Wirkungsweise

Anxiolyse (Angstlösung), Sedierung, Antikonvulsion (Krampflösung) und Muskelrelaxation durch GABA-Wirkungsverstärkung (GABA = γ-Aminobuttersäure, ein Neurotransmitter). WE: 2–3 min. WD: 15–45 min. HWZ: 1,5–2,5 h. Schnellerer Wirkungseintritt und kürzere Wirkungsdauer als bei Diazepam.

Nebenwirkungen

Atemdepression, Blutdruckabfall, paradoxe Reaktionen (z. B. akute Erregungszustände), Verwirrtheit, Muskelzittern, Laryngo- und Bronchospasmus, Schmerzen bei Injektion, anterograde und retrograde Amnesie, Herzrhythmusstörungen, Sehstörungen. Rasche und hochdosierte Injektion von Midazolam kann zu einem Atemstillstand führen!

Wechselwirkungen

- Zentralwirksame Pharmaka und Alkohol: gegenseitige Wirkungsverstärkung.
- Muskelrelaxanzien, Analgetika, Lachgas: Wirkungsverstärkung dieser Präparate.
- Cimetidin, Erythromycin, Verapamil: Verstärkung und Verlängerung der Wirkung von Midazolam.
- Antihypertensiva, Vasodilatatoren: Verstärkter Blutdruckabfall.

Toxizität

O. g. Nebenwirkungen (besonders Atemdepression). Therapie: symptomatisch, Basismaßnahmen, Flumazenil als Antidot i. v.

Dosierung

Erwachsene und Kinder: 0,1–0,2 mg/kg KG i. v.,
nicht unter 4. Lebensjahr

Phenytoin

Epanutin®, Phenhydan®, Phenytoin Hikma
Amp. 230 mg/5 ml; 250 mg/5 ml

✓ Indikationen

Status epilepticus,
anhaltende Krampfanfälle anderer Genese

✗ Kontraindikationen

AV-Block II° u. III°

! Achtung

Beatmungsmöglichkeit muss gegeben sein.
Grundsätzlich nicht verdünnen oder nachspülen!
EKG- und RR-Monitoring! Kann Kunststoffe angreifen!

Erwachsene	Kinder
Initial 50 mg, 200 mg über 20–30 min i. v., ggf. Wdh.	8 kg: 24–40 mg 20 kg: 60–100 mg 50 kg: 150–250 mg über 10 min. i. v. (nicht über 1 mg/kg KG/min)

Wirkungsweise

Antiarrhythmische Wirkung: elektrophysiologische Wirkung entsprechend der des Lidocains, jedoch andere klinische Wirkungsbreite (Grund bisher unbekannt). Antiepileptische Wirkung. HWZ: 20–60 h (dosiabhängig).

Nebenwirkungen

Zentralnervöse Störungen, proarrhythmische Wirkungen bis Kammerflimmern, Bewusstseinsstörungen, Blutdruckabfall, Ataxie, Tremor, Nystagmus (Augenzittern), exfoliative Dermatitis („Syndrom der verbrühten Haut" = Lyell-Syndrom), Erbrechen, Nekrosen bei paravenöser Injektion.

Wechselwirkungen

- Methotrexat: Methotrexat-Toxizität verstärkt.
- Cimetidin: verzögerte Ausscheidung von Phenytoin.
- Amiodaron, Benzodiazepine, nichtsteroidale Antiphlogistika, trizyklische Antidepressiva u. v. a.: Erhöhung des Phenytoinplasmaspiegels.
- Valproinsäure: Risiko von Nebenwirkungen erhöht (insbes. Hirnschädigung).

Toxizität

O. g. Nebenwirkungen, Pupillenverengung, Atemdepression, Doppelbilder, zerebelläre Ataxie. Therapie: Basismaßnahmen, symptomatische Therapie.

Dosierung

Erwachsene: Initial 50 mg, 200 mg über 20–30 min. i. v., ggf. Wiederholung. Maximal: 30 mg/kg KG akut.
Kinder: 3–5 mg/kg KG über 10 min. i. v., ggf. einmal wdh.

Promethazin

Atosil®, Promethazin-neuraxpharm®, Prothazin®
Amp. 50 mg/2 ml

✓ Indikationen

Akute Erregungs- und Stresszustände

✕ Kontraindikationen

Intoxikation mit Schmerzmitteln,
Schockzustände,
Engwinkelglaukom

! Achtung

Senkt die Krampfschwelle

Erwachsene	Kinder
25–50 mg i.v. je nach Wirkung	Nicht unter 2. Lebensjahr! Je nach Wirkung titrieren! 20 kg: max. 10 mg 50 kg: max. 25 mg

Wirkungsweise

Neuroleptikum mit starker antihistaminischer (H1-Blockade) und anticholinerger Wirkkomponente. Sedierung. Blockade α-adrenerger Rezeptoren. HWZ: 8–15 h.

Nebenwirkungen

Malignes neuroleptisches Syndrom, Schwindel, Kopfschmerzen, gastrointestinale Störungen, Erregungsleitungsstörungen, Hypotonie, Tachykardie, anticholinerge Wirkungen, Auslösung von Krampfanfällen, Tränenfluss, Durstgefühl.

Wechselwirkungen

- Zentraldämpfende Pharmaka, Alkohol: gegenseitige Wirkungsverstärkung.
- Antihypertonika: Blutdrucksenkung verstärkt.
- Anticholinergika: anticholinerge Wirkung verstärkt.
- Adrenalin: α-adrenerge Wirkung des Adrenalin vermindert.

Toxizität

O.g. Nebenwirkungen, Bewusstseinsstörungen, hyperkinetisch-dystones Syndrom, Herzinsuffizienz. Therapie: Basismaßnahmen symptomatische Therapie. Beachte: nach oraler Aufnahme: emetische Maßnahmen unwirksam. Analeptika kontraindiziert. Adrenalinumkehr, daher ggf. nur noradrenalinartig wirkende Kreislaufmittel oder Dopamin. Physostigmin als Antidot i.v. Ggf. Biperiden i.v.

Dosierung

Erwachsene: 25–50 mg i.v. je nach Wirkung
Kinder: 0,1–0,5 mg/kg KG (Richtdosis) je nach Wirkung.
Nicht unter 2. Lebensjahr

Wirkstoffverzeichnis

Handelsnamenverzeichnis

Rocuronium

Esmeron®
Amp. 100 mg/10 ml; Amp. 50 mg/5 ml

Indikationen

Relaxierung zur Intubation

Kontraindikationen

Myasthenia gravis

Achtung

Schwangerschaft und Stillzeit.
Nur anwenden, wenn Beatmung gesichert.
Lange Wirkdauer

Erwachsene	Kinder
20–60 mg i.v.	8 kg: 2,4–4,8 mg 20 kg: 6–12 mg 50 kg: 15–30 mg i.v.

Wirkungsweise

Nicht depolarisierendes Relaxans.Kompetitive Blockade der Acetylcholinrezeptoren an motorischer Endplatte. Bei 0,6 mg/kg gute Intubationsbedingungen schon nach 1 min. Wirkdauer ca. 40–50 min. Die Repdos. wirkt etwa 13–20 min.

Nebenwirkungen

Es kommt zu einer geringen Vagolyse und leichtem Herzfrequenzanstieg. Allergische Reaktionen sind selten.

Wechselwirkungen

- Zentraldämpfende Pharmaka und Alkohol: gegenseitige Wirkungsverstärkung.
- Pentetrazol: Krampfanfälle.
- Dopaminantagonisten (z.B. Metoclopramid, Bromoprid, Alizaprid): extrapyramidale Nebenwirkungen verstärkt.
- Adrenalin: Adrenalinumkehr (Blutdruckabfall).
- Anticholinergika: anticholinerge Wirkung verstärkt

Toxizität

O.g. Nebenwirkungen, Atemdepression, Bewusstseinsstörungen, Bradykardie, zerebrale Krampfanfälle, hyperkinetisch-dystones Syndrom. Therapie: Basismaßnahmen, symptomatische Therapie, bei oraler Aufnahme wegen schneller Resorption Magenspülung nur in Frühfällen.
Vollständig antagonisierbar mit Sugammadex (Bridion®).

Dosierung

Erwachsene und Kinder: 0,3–0,6 mg/kg KG i.v.

Suxamethoniumchlorid

Lysthenon® 2 %/5 %, Pantolax 1 %/2 %, Succicuran 2 %,
Lysthenon® siccum
Trockensubst. 500 mg für 25 ml; Amp. 100 mg/5 ml;
Amp. 100 mg/2 ml

✓ Indikationen

Zur kurzzeitigen Relaxierung (z. B. zur Intubation)

✗ Kontraindikationen

Maligne Hyperthermie,
perforierende Augenverletzungen,
Immobilität

! Achtung

Asthma! Nicht mischen! Nur anwenden, wenn Beatmung gesichert! Asystoliegefahr bei Kindern und Jugendlichen! Ständige Puls, RR und EKG Kontrolle!

Erwachsene	Kinder
70–200 mg i. v.	8 kg: 16 mg 20 kg: 30–40 mg 50 kg: 50–100 mg i. v.

Wirkungsweise

Depolarisierendes Muskelrelaxans: Blockade der Rezeptoren an der neuromuskulären Endplatte (mit initialer Erregung der Muskelzellen); außerdem parasympathomimetische Wirkung (Bradykardie, Asystoliegefahr. WE: 30–40 s. WM: 2 min. WD: 3–5 min. Bei Cholinesterasemangel extrem verlängerte WD. HWZ: 2–4 min.

Nebenwirkungen

Asystolie, Herzrhythmusstörungen (ventrikuläre Arrhythmie, Bradykardie, Kammerflimmern), Bronchospasmus, Muskelzuckungen bei Wirkungseintritt, „Muskelkater“ am Folgetag, Freisetzung von Kaliumionen und Histamin (Nierenversagen), Steigerung des Augeninnendrucks, maligne Hyperthermie (Einzelfälle), vermehrter Speichelfluss.

Wechselwirkungen

- Nichtdepolarisierende Muskelrelaxanzien: verzögerter Wirkungseintritt und -abschwächung von Suxamethoniumchlorid.
- Thiopental, Amphotericin B, Aminoglyside, Chinidin: Verstärkung der neuromuskulären Blockade.

Toxizität

Periphere Atemlähmung. Therapie: Basismaßnahmen, symptomatische Therapie (Intubation, Beatmung).

Dosierung

Erwachsene: 1 mg/kg KG i.v.
Kinder: 1–2 mg/kg KG i.v.

Vecuroniumbromid

Norcuron®, Vecuronium Inresa
Trockensubstanz 4 mg/10 mg für 5 ml

✓ Indikationen

Relaxierung

✕ Kontraindikationen

! Achtung

Nur anwenden, wenn Beatmung gesichert!
Bei Leberinsuffizienz Dosisreduktion erwägen.

Erwachsene	Kinder
Initial 5–10 mg, Erhaltungsdosis 2–4 mg i.v.	8 kg: Initial 0,6–0,8 mg i.v. dann 0,16–0,25 mg i.v. 20 kg: Initial 1,5–2 mg i.v. dann 0,4–0,6 mg i.v. 50 kg: Initial 4–5 mg i.v. dann 1–1,5 mg i.v.

Wirkungsweise

Nicht depolarisierendes Muskelrelaxans; Blockade der Erregungsüberleitung an der neuromuskulären Endplatte ohne Erregungsauslösung. WE: 2–3 min. WD: 20–40 min.

Nebenwirkungen

Atemstillstand, Blutdruckabfall.

Wechselwirkungen

Volatile (gasförmige) Anästhetika, Benzodiazepine, Magnesium, Lithium, Hypothermie: Verstärkung der neuromuskulären Blockade.

Toxizität

O. g. Nebenwirkungen. Therapie: Basismaßnahmen, symptomatische Therapie.

Dosierung

Erwachsene und Kinder: Initial 0,08–0,1 mg/kg KG i.v., Erhaltungsdosis 0,02–0,03 mg/kg KG i.v.

Wirkstoffverzeichnis

Handelsnamenverzeichnis

Analgin®	Metamizol	177
Aspirin®	Acetylsalicylsäure	167
ben-u-ron®	Paracetamol	181
Berlosin®	Metamizol	177
BS	Butylscopolaminiumbromid	169
Buscopan®	Butylscopolaminiumbromid	169
Butylscopolamin	Butylscopolaminiumbromid	169
Captin®	Paracetamol	181
Dipidolor®	Piritramid	185
Dolantin®	Pethidin	183
Enelfa®	Paracetamol	181
Fensum®	Paracetamol	181
Fentanyl	Fentanyl	173
Ketamin	Ketamin	175
Ketanest® S	Esketamin	171
Metamizol	Metamizol	177
Mono Praecimed®	Paracetamol	181
Morphin	Morphin	179
MSI	Morphin	179
M-Stada®	Morphin	179
Novalgin®	Metamizol	177
Novaminsulfon	Metamizol	177
Paedialgon®	Paracetamol	181
Paracetamol	Paracetamol	181
Pethidin-hameln	Pethidin	183
Spasman®	Butylscopolaminiumbromid	169
Spasmowern®	Butylscopolaminiumbromid	169

Acetylsalicylsäure (ASS)

Aspirin® i. v. (bisher Aspisol®)
Trockensubst. 500 mg für 5 ml

✓ Indikationen

Akute Schmerzzustände, besonders Migräneanfall

✗ Kontraindikationen

Erhöhte Blutungsneigung, Magen-Darm-Geschwüre, letztes Schwangerschaftsdrittel und Stillzeit, ASS-Allergie, Asthma

! Achtung

Evtl. Vormedikation beachten (z. B. Marcumar®)
Differentialdiagnose zerebraler Insult/SAB bedenken.

Erwachsene	Kinder
500–1000 mg langsam i. v.	Nicht für Kinder unter 12. Lebensjahr geeignet!

Wirkungsweise

Irreversible Inaktivierung der Cyclooxygenase, dadurch Hemmung der Biosynthese von Prostaglandinen (→ Fiebersenkung, Analgesie, Entzündungshemmung) und Thromboxanen (→ Thrombozytenaggregationshemmung nach 2 min, Vasokonstriktionshemmung) aus Arachidonsäure. WE (Analgesie): 4–10 min. WM: 20 min, WD: 3–4 h. HWZ: dosisabhängig: 0,25 g → 2,5 h; 1 g → 5 h; Intoxikation → > 30 h.

Nebenwirkungen

Bronchospasmus („Analgetikaasthma"), Ohrensausen, Blutungen, Magenschmerzen, Kopfschmerzen, Schwindel, Überempfindlichkeitsreaktionen, Leber- und Nierenfunktionsstörungen, Hypoglykämie, Auslösung eines Reye-Syndroms (bei Kindern).

Wechselwirkungen

- Antikoagulanzien, Valproinsäure: erhöhte (gastrointestinale) Blutungsgefahr.
- Wirkungsverstärkung der Antidiabetika.
- Wirkungsverminderung der Schleifendiuretika.

Dosierung

Erwachsene: 500–1000 mg langsam i. v.
Kinder: nicht für Kinder unter 12 Jahren geeignet!

Butylscopolaminiumbromid

BS Inj. Carino, BS-ratiopharm®, Buscopan®, Butylscopolamin-Rotexmedica, Spasman® scop, Spasmowern®
Amp. 20 mg/1 ml

Aua!

Indikationen

Krampf- und kolikartige Beschwerden in Magen, Darm, Nieren, Gallenwegen, weiblichen Geschlechtsorganen

Kontraindikationen

Tachyarrhythmien, Engwinkelglaukom,
Stenosen im Magen-Darm-Trakt und Harnwegen,
Myasthenia gravis

Achtung

Erwachsene	Kinder
10–40 mg langsam i.v., s.c. oder i.m.	8 kg: 2,5–5 mg 20 kg: 6–12 mg 50 kg: 15–30 mg i.v. oder i.m.

Wirkungsweise

Relaxation der glatten Muskulatur durch anticholinerge Wirkung (im Gegensatz zu anderen Parasympatholytika wie Atropin hat N-Butylscopolamin keine zentralen Nebenwirkungen, da die gering lipophile Verbindung die Blut-Hirn-Schranke nicht passiert). WE: 3–5 min. WM: 20 min. WD: 20–30 min. HWZ: 5,1 h.

Nebenwirkungen

Tachykardie, Blutdruckabfall, Pupillenerweiterung, Mundtrockenheit, Schwindel, Abnahme der Schweißsekretion (Wärmestau), Akkomodationsstörungen, Miktionsbeschwerden (Beschwerden beim Wasserlassen), Anaphylaxie.

Wechselwirkungen

- Antihistaminika, Disopyramid, Amantadin, Chinidin, tri- und tetrazyklische Antidepressiva: anticholinerge Wirkung verstärkt.
- Dopaminantagonisten: gegenseitige Abschwächung der Wirkung auf die Motilität (unwillkürliche Muskelbewegungen) des Magen-Darm-Traktes.
- β-Sympathomimetika: tachykarde Wirkung verstärkt.

Toxizität

O.g. Nebenwirkungen, Flush (Rötung des Gesichtes). Therapie: Basismaßnahmen, symptomatische Therapie, bei positivem Physostigmintest: Physostigmin als Antidot i.v.

Dosierung

Erwachsene: 10–40 mg langsam i.v., maximal 100 mg/Tag
Kinder: 0,3–0,6 mg/kg KG langsam i.v., max. 1,5 mg/kg KG/Tag

Esketamin

Ketanest® S
Stechamp. 100 mg/20 ml; 250 mg/10 ml;
Amp. 25 mg/5 ml; 50 mg/2 ml

✓ Indikationen

Starke Schmerzzustände

✗ Kontraindikationen

Hypertonie, akuter Herzinfarkt

! Achtung

Ständige Puls- und RR-Kontrolle!

Erwachsene	Kinder
10–25 mg i.v.	Immer titrieren nach gewünschter Wirkung: 8 kg: 1–2 mg i.v. 20 kg: 2,5–5 mg i.v. 50 kg: 6–12 mg i.v.

Wirkungsweise

Dissoziation zerebraler Funktionen (Bewusstseinsverlust), Anregung von Opioidrezeptoren (Analgesie), Kreislaufstimulation, Bronchodilatation, zentrale Stimulation des Sympathikotonus; O_2-Verbrauch am Herzen steigt. Zunahme der Hirndurchblutung ohne relevante Änderung des zerebralen O_2-Verbrauchs). Erhalt von Pharynx- und Larynxreflexen. Meist nur geringe Atemdepression. WE (i.v.): < 1 min. WE (i.m.): 5 min. WM: 5–10 min. WD: (Anästhesie): 10–25 min. WD (Analgesie): 40 min. HWZ: 2–4 h.

Nebenwirkungen

Zentrale Sympathikusaktivierung mit Anstieg von RR und HF, ICP-Anstieg (besonders bei SHT), Unruhe, Alpträume (Kombination mit Sedativa, z.B. Midazolam empfohlen! = Atar-Analgesie), Halluzinationen, Zunahme des intraokularen Druckes (beachte: Glaukom), Hyperreflexie und Laryngospasmus (vor allem bei Kindern), Atemdepression möglich. Achtung: vermehrter Speichelfluss (Atropingabe erwägen)!

Wechselwirkungen

- Hypnotika (Benzodiazepine oder Neuroleptika): Verlängerung der WD, Abschwächung der Nebenwirkungen, Sympathomimetik des Ketamins aufgehoben.
- Nichtdepolarisierende Muskelrelaxanzien: Verlängerung der Wirkdauer.

Dosierung

Erwachsene und Kinder: 0,125–0,25 mg/kg KG i.v., ggf. i.m.

Aua!

Fentanyl

Fentanyl B.Braun/Curamed/Hexal®/Janssen/Parke-Davis®
Amp. 0,1 mg/2 ml;
Amp. 0,5 mg/10 ml

Indikationen

Schwerste Schmerzen

Kontraindikationen

Medikamenten-, Drogen-, Alkoholabhängigkeit, Koliken

Achtung

Nur anwenden, wenn Beatmung gesichert!
Kinder unter 2. Lebensjahr sehr opiatempfindlich (Atemdepression)!

Erwachsene	Kinder
0,05–0,1 mg i.v.	8 kg: 0,008–0,012 mg i.v. 20 kg: 0,02–0,03 mg i.v. 50 kg: 0,05–0,07 mg i.v.

Wirkungsweise

Opiatagonist: analgetische und sedierende Wirkung; Beeinflussung der Schmerzempfindung auf verschiedenen Ebenen des ZNS durch Bindung an Opioidrezeptoren. WE: 20 s. WD (Narkose): 10 min. WD (Analgesie): 20–30 min. WD (Atemdepression): 60–90 min. WM: 5–10 min. HWZ: 2–4 h.

Nebenwirkungen

Atemdepression bis Atemstillstand, Hypotension, orthostatische Regulationsstörungen, Bronchospasmen, Hustenreiz, Übelkeit, Erbrechen, Pupillenverengung, Mundtrockenheit, Bradykardie bis Asystolie, zerebrale Krampfanfälle (insbes. bei Kindern und höheren Dosen), Schwindel, Kopfschmerzen, Schwitzen.

Wechselwirkungen

- Zentraldämpfende Pharmaka und Alkohol: Wirkungs- und Nebenwirkungsverstärkung, insbesondere der Atemdepression; Atemstillstand möglich!
- Midazolam: Blutdruckabfälle.
- MAO-Hemmer: lebensbedrohliche Nebenwirkungen auf ZNS, Atmung und Kreislauf nicht auszuschließen.

Dosierung

0,5–1,5 µg/kg KG i. v.

Ketamin

Ketamin DeltaSelect/Inresa/-ratiopharm®
Amp./Inj.-Fl. 50 mg/5 ml, 100 mg/2 ml, 100 mg/10 ml, 200 mg/20 ml, 500 mg/10 ml

Indikationen

Starke Schmerzzustände

Kontraindikationen

Hypertonie, akuter Herzinfarkt

Achtung

Ständige Puls- und RR-Kontrolle!

Erwachsene	Kinder
20–50 mg i.v.	Immer titrieren nach gewünschter Wirkung: 8 kg: 2–4 mg i.v. 20 kg: 5–10 mg i.v. 50 kg: 10–25 mg i.v.

Wirkungsweise

Dissoziation zerebraler Funktionen (Bewusstseinsverlust), Anregung von Opioidrezeptoren (Analgesie), Kreislaufstimulation, Bronchodilatation, zentrale Stimulation des Sympathikotonus; O_2-Verbrauch am Herzen steigt. Zunahme der Hirndurchblutung ohne relevante Änderung des zerebralen O_2-Verbrauchs. Erhalt von Pharynx- und Larynxreflexen. Meist nur geringe Atemdepression. WE (i. v.): < 1 min. WE (i. m.): 5 min. WM: 5–10 min. WD: (Anästhesie): 10–25 min. WD (Analgesie): 40 min. HWZ: 2–4 h.

Nebenwirkungen

Zentrale Sympathikusaktivierung mit Anstieg von RR und HF, ICP-Anstieg (besonders bei SHT), Unruhe, Alpträume (Kombination mit Sedativa, z. B. Midazolam empfohlen! = Atar-Analgesie), Halluzinationen, Zunahme des intraokularen Druckes (beachte: Glaukom), Hyperreflexie und Laryngospasmus (vor allem bei Kindern), Atemdepression möglich. Achtung: vermehrter Speichelfluss (Atropingabe erwägen)!

Wechselwirkungen

- Hypnotika (Benzodiazepine oder Neuroleptika): Verlängerung der WD, Abschwächung der Nebenwirkungen, Sympathomimetik des Ketamins aufgehoben.
- Nichtdepolarisierende Muskelrelaxanzien: Verlängerung der Wirkdauer.

Dosierung

Erwachsene und Kinder: 0,25–0,5 mg/kg KG i. v., ggf. i. m. wenn kein i. v.-Zugang möglich

Metamizol

Aua!

Analgin®, Berlosin®, Metamizol Hexal®, Novalgin®,
Novaminsulfon Lichtenstein, Novaminsulfon-ratiopharm®
Amp. 1000 mg/2 ml; Amp. 2500 mg/5 ml

✓ Indikationen

Starke Schmerzen (z. B. Nierenkolik)

✗ Kontraindikationen

Schmerzmittel-Unverträglichkeit,
instabiler Kreislauf

! Achtung

Nicht im ersten und letzten Schwangerschaftsdrittel!
Kann Hypotonie auslösen!

Erwachsene	Kinder
1–2,5 g sehr langsam i. v. (am besten über Kurzinfusion)	Nicht unter 3. Lebensmonat! 8 kg: 80–120 mg 20 kg: 200–300 mg 50 kg: 500–750 mg sehr langsam i. v.

Wirkungsweise

Analgetische und fiebersenkende Wirkung durch Hemmung der Prostaglandinsynthese. Aktivierung schmerzhemmender absteigender Bahnen. Relaxierung glatter Muskulatur (jedoch nicht am Ureter). Gering entzündungshemmend. WE: 1–8 min. WD: 2–6 h. HWZ der aktiven Metabolite: 1,8–4,6 h.

Nebenwirkungen

Z.T. schwere Überempfindlichkeitsreaktionen (z.B. Stevens-Johnson-Syndrom/Lyell-Syndrom), Anaphylaxie, Möglichkeit der Agranulozytose, Blutdruckabfall (besonders bei älteren Menschen und bei schneller i.v.-Gabe), Nierenfunktionsstörungen.

Hinweis

Die Voraussetzungen für eine Schockbehandlung müssen gegeben sein.

Toxizität

Benommenheit bis Bewusstlosigkeit, Muskelzittern, Krämpfe, Status epilepticus, oft mit typischem rotem Rubazonsäureharn, Kreislaufkollaps, Atemlähmung als Todesursache. Therapie: Basismaßnahmen, symptomatische Therapie.

Dosierung

Erwachsene: 1–2,5 g sehr langsam i.v.
Kinder: Nicht unter 3. Lebensmonat! Sonst 10–15 mg/kg KG sehr langsam i.v.

Morphin

M-Stada®, Morphin Merck, Morphin-ratiopharm®, Morphinsulfat-Gry, MSI Mundipharma®
Amp. 10 mg/1 ml; Amp. 20 mg/1 ml

✓ Indikationen

Starke Schmerzen (besonders bei Herzinfarkt)

✗ Kontraindikationen

Medikamenten-, Drogen-, Alkoholabhängigkeit, akutes Abdomen, Koliken

! Achtung

Kinder unter 2 Jahren sind sehr opiatempfindlich (Atemdepression).

Erwachsene	Kinder
2,5–5 mg i.v., ggf. wdh.	8 kg: 0,25–0,8 mg 20 kg: 0,5–2 mg 50 kg: 1,5–5 mg ggf. wdh.

Wirkungsweise

Opiatagonist: sedierende und analgetische Wirkung (Bindung an Opioidrezeptoren. Geringe Kreislaufwirkung (u.a. keine Steigerung des pulmonalarteriellen Druckes). Vergleichsweise (mit anderen Opiaten) hohe Histaminausschüttung. Spasmen der glatten Muskulatur. Antitussive Wirkung. WE: 2–5 min, WM: 20–30 min. WD: 2–4 h. HWZ: 1,7–4,5 h.

Nebenwirkungen

Atemdepression, Blutdruckabfall, Übelkeit, Harn- und Stuhlverhalt, Spasmen der Gallengänge, Miosis, Sedierung, Schwindel, Kopfschmerzen, zerebrale Krampfanfälle, Bradykardie, Bronchospasmen.

Wechselwirkungen

- Zentraldämpfende Pharmaka, Alkohol: Wirkungs- und Nebenwirkungsverstärkung, insbesondere der Atemdepression.
- MAO-Hemmstoffe: mögliche schwere zentralnervöse Nebenwirkungen sowie auf die Atmungs- und Kreislauffunktion.
- Cimetidin: Wirkungsverstärkung des Morphins
- Wirkungsverstärkung der Muskelrelaxantien

Toxizität

O.g. Nebenwirkungen. Zyanose und Kreislaufkollaps, Bewusstseinsstörungen, Tachykardie. Therapie: symptomatisch, Basismaßnahmen, wachhalten, Atembefehle, Atemhilfe, Naloxon als Antidot i.v.

Dosierung

Erwachsene: 2,5–5 mg i.v., ggf. wdh. Kinder: bis 6. Lebensmonat 0,01 mg/kg KG/h i.v., ab 6. Lebensmonat 0,05–0,1 mg/kg KG i.v.

Paracetamol

ben-u-ron®, Captin®, Enelfa®, Fensum®, Mono Praecimed®, Paedialgon®, Paracetamol AbZ/AL®/BC/beta/-CT/Hexal®/ Lichtenstein/-ratiopharm®/Sandoz®/Stada®/Supp 1-A-Pharma Suppositorium 125, 250, 500 mg

Aua!

Indikationen

Fieber und Schmerzen, vor allem bei Kindern

Kontraindikationen

Achtung

Maximaldosis pro Tag beachten (Leberversagen möglich)!

Erwachsene	Kinder
nicht gebräuchlich	8 kg: 125 mg 20 kg: 250 mg 50 kg: nicht gebräuchlich

Wirkungsweise

Analgetische (schmerzstillende) und antipyretische (fiebersenkende) Wirkung durch Hemmung der Prostaglandinsynthese. WM: 30 min. WD: 4 – 6 h. HWZ: 1 – 4 h.

Nebenwirkungen

Schwere Leberschäden (bei Überdosierung), Störungen der Blutbildung, Überempfindlichkeitsreaktionen.

Wechselwirkungen

Alkohol, leberenzyminduzierende Arzneimittel (z. B. Phenytoin, Barbiturate, Antiepileptika, Rifampicin): Leberschäden, Risiko der erhöhten Toxizität.

Toxizität

Die toxische Wirkung beruht v. a. auf der Bildung des leberzelltoxischen Metaboliten NABQUI bei gleichzeitiger Überlastung körpereigener Entgiftungsmechanismen. Kann Leberschaden bis zum tödlichen Leberzerfallkoma führen. Die letale Dosis bei Erwachsenen liegt bei 15 – 25 g als Einzeldosis. Bei Kindern beginnt die toxische Wirkung bei etwa 125 mg/kg KG.

Dosierung

Erwachsene: nicht gebräuchlich

Kinder:	bis 6 Monate:	70 – 95 mg
	ab 6 Monate bis 1 Jahr:	125 mg
	1 bis 5 Jahre:	250 mg

Pethidin

Aua!

Dolantin®, Pethidin-hameln
Amp. 50 mg/1 ml; Amp. 100 mg/2 ml

✓ Indikationen

Starke Schmerzen, insbes. Gallenkolik

✗ Kontraindikationen

Säuglinge, MAO-Hemmer,
Medikamenten-, Drogen-, Alkoholabhängigkeit

! Achtung

Atemdepression möglich

Erwachsene	Kinder
35–100 mg i.v.	Nicht für Kinder geeignet!

Wirkungsweise

Opiatagonist: sedierende und analgetische Wirkung (Bindung an Opioidrezeptoren). Starke Histaminfreisetzung; blockiert Muskarinrezeptoren (atropinähnlich; geringste spasmogene Wirkung unter den Opiaten). WE: 1–2 min. WD: 2–3 h. WM: 15 mind. HWZ: 3,5–4 h.

Nebenwirkungen

Atemdepression, Hypotonie, Tachykardie, Bradykardie, Übelkeit, Erbrechen, Verstopfung, Bronchospasmen, Pupillenverengung, Mundtrockenheit, Sedierung, Schwindel, Verwirrtheit, Wahrnehmungsveränderungen, Kopfschmerzen, zerebrale Krampfanfälle. Die Nebenwirkungen können auch beim Neugeborenen auftreten, wenn die Mutter Pethidin bekam.

Wechselwirkungen

- Zentraldämpfende Pharmaka und Alkohol: Wirkungs- und Nebenwirkungsverstärkung (insbes. der Atemdepression).
- MAO-Hemmer: schwere Nebenwirkungen möglich.
- Pentazocin, Buprenorphin: Pethidinwirkung vermindert.

Dosierung

Erwachsene: 35–100 mg i.v.

Piritramid

Dipidolor®
Amp. 15 mg/2 ml

Aua!

Indikationen

Starke und stärkste Schmerzen

Kontraindikationen

Behandlung mit MAO-Hemmern,
Medikamenten-, Drogen-, Alkoholabhängigkeit

Achtung

Atemdepression möglich

Erwachsene	Kinder
3,75–15 mg langsam i.v. (titrieren)	8 kg: 0,4–0,8 mg 20 kg: 1–2 mg 50 kg: 2,5–5 mg langsam i.v repetitiv mit halber Dosis

Wirkungsweise

- Opiatagonist: sedierende und analgetische Wirkung (Bindung an Opioidrezeptoren). WE: 2–3 min. WM: 7–10 min. WD: 3–6 h. HWZ: 4–10 h.
- Gut geeignet für die Notfallmedizin (kaum Auswirkungen auf das Herzkreislauf-System, keine Histaminfreisetzung, keine Erregungssteigerung bei Epileptikern, selten Übelkeit und Erbrechen). Analgetische Potenz und Atemdepression geringer als bei Morphin, Sedierung aber stärker.

Nebenwirkungen

Atemdepression, Sedierung, Hypotonie, Bradykardie, Bronchospasmen, Spasmen der Gallen- und/oder Pankreasgänge, Pupillenverengung, Schluckauf, Übelkeit, Erbrechen.

Wechselwirkungen

- Zentraldämpfende Pharmaka, Alkohol: Wirkungs- und Nebenwirkungsverstärkung (insbesondere der Atemdepression).
- MAO-Hemmstoffe: mögliche schwere zentralnervöse Nebenwirkungen sowie Einfluss auf die Atmungs- und Kreislauffunktion.
- Pancuronium, Vecuronium: Wirkungsverstärkung dieser Substanzen.
- Pentazocin: Wirkung von Piritramid antagonisiert.

Dosierung

Erwachsene: 3,75–15 mg langsam i. v.
Kinder: 0,05–0,1 mg/kg KG i. v.

Wirkstoffverzeichnis

Handelsnamenverzeichnis

Esketamin

Ketanest® S
Stechamp. 100 mg/20 ml; 250 mg/10 ml;
Amp. 25 mg/5 ml; 50 mg/2 ml

✓ Indikationen

Allgemeinnarkose als Monoanästhetikum

✗ Kontraindikationen

Hypertonie, akuter Herzinfarkt

! Achtung

Ständige Puls- und RR-Kontrolle!
Kombination mit Benzodiazepin (z. B. Midazolam) empfohlen.

Erwachsene	Kinder
35 – 100 mg i. v.	Immer titrieren nach gewünschter Wirkung: 8 kg: 4 – 8 mg i. v. 20 kg: 10 – 20 mg i. v. 50 kg: 25 – 50 mg i. v.

Wirkungsweise

Dissoziation zerebraler Funktionen (Bewusstseinsverlust), Anregung von Opioidrezeptoren (Analgesie), Kreislaufstimulation, Bronchodilatation, zentrale Stimulation des Sympathikotonus; O_2-Verbrauch am Herzen steigt. Zunahme der Hirndurchblutung ohne relevante Änderung des zerebralen O_2-Verbrauchs). Erhalt von Pharynx- und Larynxreflexen. Meist nur geringe Atemdepression. WE (i.v.): < 1 min. WE (i.m.): 5 min. WM: 5–10 min. WD: (Anästhesie): 10–25 min. WD (Analgesie): 40 min. HWZ: 2–4 h.

Nebenwirkungen

Zentrale Sympathikusaktivierung mit Anstieg von RR und HF, ICP-Anstieg (besonders bei SHT), Unruhe, Alpträume (Kombination mit Sedativa, z.B. Midazolam empfohlen! = Atar-Analgesie), Halluzinationen, Zunahme des intraokularen Druckes (beachte: Glaukom), Hyperreflexie und Laryngospasmus (vor allem bei Kindern), Atemdepression möglich. Achtung: vermehrter Speichelfluss (Atropingabe erwägen)!

Wechselwirkungen

- Hypnotika (Benzodiazepine oder Neuroleptika): Verlängerung der WD, Abschwächung der Nebenwirkungen, Sympathomimetik des Ketamins aufgehoben.
- Nichtdepolarisierende Muskelrelaxanzien: Verlängerung der Wirkdauer.

Dosierung

Erwachsene und Kinder: 0,5–1 mg/kg KG i.v.
Bei Status asthmaticus evtl. höhere Dosis: 1,5–2,5 mg/kg KG (Bronchodilatation tritt erst bei höherer Dosis ein).

Etomidat

Etomidat-®Lipuro, Hypnomidate®
Amp. 20 mg/10 ml

Indikationen

Kurznarkose, Narkoseeinleitung

Kontraindikationen

Schwangerschaft

Achtung

Intraarterielle Injektion ausschließen!
Strenge Überwachung der Atem-/Kreislauffunktion!
Nur anwenden, wenn sichere Intubation möglich!

Erwachsene	Kinder
10–30 mg langsam (30 sek.) i.v. bei Anfallsleiden/erhöhter Krampfbereitschaft schnell injizieren!	Nicht unbedingt geeignet unter 6. Lebensmonat! 8 kg: 0,8–2,4 mg 20 kg: 2–6 mg 50 kg: 5–15 mg i.v., nach Wirkung titrieren

Wirkungsweise

Schnell und kurzwirksames Hypnotikum; Schlafinduktion, Bewusstlosigkeit, zentrale Dämpfung, nur geringe negativ inotrope Wirkung am Herzen (im Vergleich zu anderen Hypnotika, geringe Atemdepression. WE: 10–20 s. WD: 3–6 min. HWZ: 30–75 min.

Nebenwirkungen

Atemdepression, Atemstillstand, Übelkeit, Erbrechen, Venenreizung (Schmerzen bei Injektion, Thrombophlebitis), Herzrhythmusstörungen, Krämpfe (Myoklonien; nicht im Sinne eines zerebralen Krampfanfalls!).

Dosierung

Erwachsene: 0,15–0,3 mg/kg KG bis max. 60 mg Gesamtdosis
Kinder: 0,15–0,2 mg/kg KG, nicht unter 6. Lebensmonat geeignet

Fentanyl

Fentanyl B.Braun/Curamed/Hexal®/Janssen/Parke-Davis®
Amp. 0,1 mg/2 ml; Amp. 0,5 mg/10 ml

Indikationen

Kombinationsnarkose (z. B. mit Midazolam)

Kontraindikationen

Medikamenten-, Drogen-, Alkoholabhängigkeit, Koliken

Achtung

Nur bei sicherer Intubationsmöglichkeit!

Erwachsene	Kinder
0,35–0,5 mg i.v.	8 kg: 0,03–0,06 mg 20 kg: 0,08–0,16 mg 50 kg: 0,2–0,4 mg

Wirkungsweise

Opiatagonist: analgetische und sedierende Wirkung; Beeinflussung der Schmerzempfindung auf verschiedenen Ebenen des ZNS durch Bindung an Opioidrezeptoren. WE: 20 s. WD (Narkose): 10 min. WD (Analgesie): 20–30 min. WD (Atemdepression): 60–90 min. WM: 5–10 min. HWZ: 2–4 h.

Nebenwirkungen

Atemdepression bis Atemstillstand, Hypotension, orthostatische Regulationsstörungen, Bronchospasmen, Hustenreiz, Übelkeit, Erbrechen, Pupillenverengung, Mundtrockenheit, Bradykardie bis Asystolie, zerebrale Krampfanfälle (insbes. bei Kindern und höheren Dosen), Schwindel, Kopfschmerzen, Schwitzen.

Wechselwirkungen

- Zentraldämpfende Pharmaka und Alkohol: Wirkungs- und Nebenwirkungsverstärkung, insbesondere der Atemdepression; Atemstillstand möglich!
- Midazolam: Blutdruckabfälle.
- MAO-Hemmer: lebensbedrohliche Nebenwirkungen auf ZNS, Atmung und Kreislauf nicht auszuschließen.

Dosierung

Erwachsene: 0,002 – 0,005 mg/kg KG i. v.
Kinder: 0,004 – 0,008 mg/kg KG i. v.

Ketamin

Ketamin DeltaSelect/Inresa/-ratiopharm®, Ketanest
Amp./Inj.-Fl. 50 mg/5 ml, 100 mg/2 ml,
100 mg/10 ml, 200 mg/20 ml, 500 mg/10 ml

✓ Indikationen

Allgemeinnarkose (zur Not als Monoanästhetikum)

✗ Kontraindikationen

Hypertonie, akuter Herzinfarkt, erhöhter Hirndruck

! Achtung

Ständige Puls- und RR-Kontrolle! Kombination mit Benzodiazepin (z. B. Midazolam) empfohlen.
Immer titrieren nach gewünschter Wirkung.

Erwachsene	Kinder
70–200 mg i.v.	8 kg: 8–16 mg i.v. 20 kg: 20–40 mg i.v. 50 kg: 50–100 mg i.v.

Wirkungsweise

Dissoziation zerebraler Funktionen (Bewusstseinsverlust), Anregung von Opioidrezeptoren (Analgesie), Kreislaufstimulation, Bronchodilatation, zentrale Stimulation des Sympathikotonus; O_2-Verbrauch am Herzen steigt. Zunahme der Hirndurchblutung ohne relevante Änderung des zerebralen O_2-Verbrauchs). Erhalt von Pharynx- und Larynxreflexen. Meist nur geringe Atemdepression. WE (i.v.): < 1 min. WE (i.m.): 5 min. WM: 5–10 min. WD: (Anästhesie): 10–25 min. WD (Analgesie): 40 min. HWZ: 2–4 h.

Nebenwirkungen

Zentrale Sympathikusaktivierung mit Anstieg von RR und HF, ICP-Anstieg (besonders bei SHT), Unruhe, Albträume (Kombination mit Sedativa, z.B. Midazolam empfohlen! = Atar-Analgesie), Halluzinationen, Zunahme des intraokularen Druckes (beachte: Glaukom), Hyperreflexie und Laryngospasmus (vor allem bei Kindern), Atemdepression möglich. Achtung: vermehrter Speichelfluss (Atropingabe erwägen)!

Wechselwirkungen

- Hypnotika (Benzodiazepine oder Neuroleptika): Verlängerung der WD, Abschwächung der Nebenwirkungen, Sympathomimetik des Ketamins aufgehoben.
- Nichtdepolarisierende Muskelrelaxanzien: Verlängerung der Wirkdauer.

Dosierung

Erwachsene und Kinder: initial 1–2 mg/kg KG i.v., zur Aufrechterhaltung 0,5–1 mg/kg KG alle 10–30 Minuten, ggf. über Spritzenpumpe

Midazolam

Dormicum®, Midazolam B.Braun/Curamed®/DeltaSelect/Hexal/-ratiopharm®/Rotexmedica
Amp. 5 mg/1 ml; Amp. 5 mg/5 ml; Amp. 15 mg/3 ml

✓ Indikationen

Narkoseeinleitung und -aufrechterhaltung, Sedierung

✕ Kontraindikationen

Myasthenia gravis, akutes Engwinkelglaukom

! Achtung

Intraarterielle Injektion ausschließen!
Insbesondere bei älteren Patienten atemdepressiv!

Erwachsene	Kinder
10–20 mg i.v.	Nicht unter 4. Lebensjahr! 8 kg: 1–1,6 mg 20 kg: 3–4 mg 50 kg: 7,5–10 mg

Wirkungsweise

Anxiolyse (Angstlösung), Sedierung, Antikonvulsion (Krampflösung) und Muskelrelaxation durch GABA-Wirkungsverstärkung (GABA = γ-Aminobuttersäure, ein Neurotransmitter). WE: 2–3 min. WD: 15–45 min. HWZ: 1,5–2,5 h. Schnellerer Wirkungseintritt und kürzere Wirkungsdauer als bei Diazepam.

Nebenwirkungen

Atemdepression, Blutdruckabfall, paradoxe Reaktionen (z.B. akute Erregungszustände), Verwirrtheit, Muskelzittern, Laryngo- und Bronchospasmus, Schmerzen bei Injektion, anterograde und retrograde Amnesie, Herzrhythmusstörungen, Sehstörungen. Rasche und hochdosierte Injektion von Midazolam kann zu einem Atemstillstand führen!

Wechselwirkungen

- Zentralwirksame Pharmaka und Alkohol: gegenseitige Wirkungsverstärkung.
- Muskelrelaxanzien, Analgetika, Lachgas: Wirkungsverstärkung dieser Präparate.
- Cimetidin, Erythromycin, Verapamil: Verstärkung und Verlängerung der Wirkung von Midazolam.
- Antihypertensiva, Vasodilatatoren: Verstärkter Blutdruckabfall

Toxizität

O.g. Nebenwirkungen (besonders Atemdepression). Therapie: Basismaßnahmen, symptomatische Therapie, Flumazenil als Antidot i.v.

Dosierung

Erwachsene und Kinder: 0,125–0,2 mg/kg KG i.v.

Propofol

Disoprivan® 1 %, Propofol 1 % Fresenius, Propofol®-Lipuro 1 %, Propofol-ratiopharm®, Recofol 1 %
Amp. 200 mg/20 ml

Indikationen

Narkose

Kontraindikationen

Säuglinge, Schwangerschaft, Stillzeit

Achtung

RR-Abfall möglich!
Bradykardie bis zur Asystolie möglich!
Injektionsschmerz

Erwachsene	Kinder
Einleitung: 100 – 175 mg Erhaltung: 280 – 550 mg/h i.v.	Nicht für Säuglinge! 20 kg: Einleitung: 30 – 50 mg Erhaltung: 80 – 160 mg/h 50 kg: Einleitung: 75 – 125 mg Erhaltung: 200 – 400 mg/h i.v.

Wirkungsweise

Kurzwirksames Narkotikum ohne analgetische Wirkung (ggf. Analgetika zusätzlich verabreichen). WE: 25–40 s. WD: 4–6 min. HWZ: 34–64 min.

Nebenwirkungen

Blutdruckabfall, Bradykardie bis Asystolie, Atemstillstand, Schmerzen an der Injektionsstelle, Husten, Krämpfe, sehr selten Anaphylaxie. In der Aufwachphase: Herabsetzung der sexuellen Hemmschwelle, Übelkeit, Erbrechen, Kopfschmerzen.

Wechselwirkungen

- Antihypertonika, atemdepressive Mittel: additive Effekte.
- Opiate: atemdepressive Wirkung verstärkt und verlängert

Hinweise

- Vor der Verabreichung ausreichende Kompensation von Herz-, Kreislauf- oder Ateminsuffizienz oder Hypovolämie!
- Die Dosierung jeweils an die individuelle Reaktion des Patienten anpassen. Dosisreduktion bei älteren/kardial vorgeschädigten Pat.
- Eine kontinuierliche EKG-Überwachung des Patienten wird empfohlen.
- Eine hohe Propofoldosierung (> 5 mg/kg KG/h) über längere Zeit (> 48 h) kann zum tödlich verlaufenden Propofolsyndrom führen (Azidose, Rhabdomyolyse). Betroffen sind vor allem Kinder und Traumapatienten.
- Bei Kindern sollte nur 1 %ige Propofollösung infundiert werden.

Dosierung

Erwachsene und Kinder: zur Einleitung 1,5–2,5 mg/kg KG, Erhaltungsdosis 4–8 mg (bis max. 12 mg)/kg KG/h

Thiopental

Thiopental 0,5 g/-1,0 g Inresa/
Rotexmedica, Trapanal®,
Trockensubst. 500 mg für 20 ml; 1 g/20 ml; 2,5 g/100 ml

Indikationen

Kurznarkose und Einleitung

Kontraindikationen

Akute Vergiftungen mit zentraldämpfenden Pharmaka, Schmerz-/Schlafmitteln und Alkohol,
Schwere Leberschäden (Porphyrie), Status Asthmaticus, Schock

Achtung

Darf nicht gemischt werden! Evtl. Prämedikation mit Atropin! Intraarterielle und paravenöse Injektion ausschließen! Bei Kindern: Bronchospasmus, RR-Abfall möglich!

Erwachsene	Kinder
Initial 250–400 mg i.v., danach fraktioniert bis zur Gesamtdosis max. 1000 mg	8 kg: 40–60 mg 20 kg: 80–120 mg 50 kg: 100–200 mg i.v.

Wirkungsweise

Aktivitätsminderung im ZNS. Dämpfung der Formatio reticularis: zerebraler O_2-Bedarf, Hirndruck und zerebrale Durchblutung werden gesenkt. Bewusstlosigkeit (mit und ohne Exzitationsstadien). Atemdepression. Negativ inotrop, blutdrucksenkend. WE: 20–40 s. WM: 1 min. WD: 6–8 min.

Nebenwirkungen

Atemdepression, Blutdrucksenkung, Laryngospasmus, Tachykardie, Albträume, Übelkeit, Erbrechen, schwere Gewebsnekrosen (paravenöse/intraarterielle Injektion), Venenreizung, Histaminfreisetzung, Schluckauf.

Wechselwirkungen

- Zentraldämpfende Pharmaka, Alkohol: gegenseitige Wirkungsverstärkung.
- Methotrexat: Methotrexat-Toxizität verstärkt.
- Antikonvulsiva (Dauertherapie): Wirkung von Thiopental verstärkt
- Sulfonamide: Thiopentalwirkung verstärkt.

Hinweise

- Möglichkeit zur künstlichen Beatmung muss vorhanden sein.
- Bei entzündlichen und infiltrativen Prozessen im Bereich der Atemwege und des Mundbodens muss aufgrund einer erhöhten Reflexbereitschaft mit dem Auftreten mechanischer Atembehinderung gerechnet werden.
- Dosisreduktion bei Niereninsuffizienz

Dosierung

Erwachsene: 3–5 mg/kg KG i. v., bis max. 1000 mg Gesamtdosis
Kinder: 5–8 mg/kg KG i. v.

Wirkstoffverzeichnis

Handelsnamenverzeichnis

Gelatinepolysuccinat/Polygelin

Gelafundin®, Gelafusal®, Haemaccel®
Infusion 500 ml, Infusion 100 ml

Indikationen

Zum kolloidalen Volumenersatz

Kontraindikationen

Schwere Herzinsuffizienz,
schwere Blutgerinnungsstörungen

Achtung

Hohes Allergiepotential

Erwachsene

Entsprechend dem geschätzten Volumendefizit

Kinder

Entsprechend dem geschätzten Volumendefizit

Wirkungsweise

Volumensubstitution bei relativ hoher osmotischer Potenz.

Nebenwirkungen

Anaphylaktische Reaktionen möglich. Patienten engmaschig überwachen.

Wechselwirkungen

Beim Mischen mit anderen Arzneimitteln können Inkompatibilitäten auftreten.

Dosierung

Erwachsene und Kinder: Entsprechend dem geschätzten Volumendefizit.

Hydroxyethylstärke 6 %
Natriumchlorid 7,2 %

HyperHAES®
Infusion 250 ml

Indikationen

Bei schwerem Volumenmangelschock

Kontraindikationen

Herzinsuffizienz

Achtung

Schwere Gewebsschädigung bei paravasaler Gabe

Erwachsene	Kinder
Einmalige Bolusgabe von ca. 4 ml/kg KG möglichst schnell!	Bisher wenig erprobt!

Wirkungsweise

Die Kombination mit hyperosmolarer NaCl-Lösung bewirkt zusätzlich z. B.:

- Raschere Stabilisierung hämodynamischer Verhältnisse durch Rekrutierung größerer Flüssigkeitsmengen aus dem Interstitium nach intravasal (Zeitersparnis, schnellere Wiederherstellung ausreichender Perfusion).
- Reduktion posttraumatischer Ödeme, schockinduzierter Endothelzellschwellung und der Leukozytenadhäsion am Endothel (optimierte Mikrozirkulation). HWZ der Kolloidkomponente: 4 h. Die hypertone NaCl-Komponente ist schon nach 30 min (!) im Extrazellulärraum verteilt (= hypertone WD); später v. a. renale Elimination.

Nebenwirkungen

Hypernatriämie (bei Überdosierung), anaphylaktoide Reaktion, Phlebitis, Phlebothrombose, zentrale pontine Myelinolyse, zerebrale Blutung (bei Dehydratation).

Dosierung

Erwachsene: Einmalige Bolusgabe von ca. 4 ml/kg KG möglichst schnell

Kinder: Bisher wenig erprobt.

Hydroxyethylstärke

Expafusin®, Expafusin® sine, Haemofusin® 6 %/10 %, HAES-Rheopond 70, HAES-steril® 3 %/6 %/10 %, Hemohes 6 %/10 %, Infukoll® HES 6 %/10 %, Plasmafusin®, Plasmasteril®, Rheohes 40, Serag-HAES 6 %/10 %,Voluven® – Infusion 500 ml

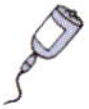

✓ Indikationen

Volumenmangelschock

✗ Kontraindikationen

Schwere Herzinsuffizienz,
Blutungsneigung, Nierenversagen

! Achtung

Allergische Reaktion

Erwachsene	Kinder
Je nach Kreislaufverhältnissen Kombination mit Vollelektrolytlösung 1 : 2 (siehe Rückseite)	Je nach Kreislaufverhältnissen Kombination mit Vollelektrolytlösung 1 : 2 (siehe Rückseite)

Wirkungsweise

- Volumenersatz: Im Vergleich zu Vollelektrolytlösungen verlängerte Verweildauer im Blut (HES 40: 2–3 h/HES 200: 3–6 h/HES 450: 6–8 h), Erhöhung des intravasalen onkotischen Druckes mit entsprechender Aktivierung von Flüssigkeit anderer Ausbreitungsräume (z. B. wird Flüssigkeit aus den Zwischenzellräumen in das Gefäßsystem rekrutiert).
- Verbesserung der Mikrozirkulation.

Nebenwirkungen

Allergische Reaktionen (< 0,1 %, auch verzögert nach über 60 min mgl.), Ablagerung im retikuloendothelialen System, Beeinträchtigung der Nierenfunktion und der Gerinnung möglich.

Wechselwirkungen

Verschiedene Medikamente: Inkompatibilität mit Volumenersatzmittel.

Dosierung

Je nach Bedarf bis zu 20 ml/kg KG/h – Maximaldosen beachten (siehe Tabelle). Verabreichung von HES i. d. R. zusammen mit Vollelektrolytlösung im Verhältnis 1:1 bis 1:3 (HES:VEL).

HES: hämostaseologisch empfohlene maximale Tagesdosen:

HES-Typ	**allgemein**	**bei HES 6 %**	**bei HES 10 %**
HES 130/0,4–0,42	3 g HES/kg KG	50 ml/kg KG (Erw. ca. 3,5 l)	30 ml/kg KG (Erw. ca. 2 l)
HES 200/0,5	2 g HES/kg KG	33 ml/kg KG (Erw. ca. 2,5 l)	20 ml/kg KG (Erw. ca. 1,5 l)
HES 70/0,58	1,2 g HES/kg KG	20 ml/kg KG (Erw. ca. 1,5 l)	/

Auch Auswirkungen der Trägerlösung beachten (NaCl, balancierte Elektrolytlösung oder Glukose 5 %)

Vollelektrolytlösung

Elektrolyt-Infusionslösung 153, Jonosteril®, Parenteral, Ringer, Sterofundin®, Thomaejonin®, Tutofusin®
Infusion 500 ml

✓ Indikationen

Flüssigkeits- und Elektrolytverlust

✗ Kontraindikationen

Hyperhydratationszustände

! Achtung

Zurückhaltend dosieren bei terminaler Niereninsuffizienz

Erwachsene	Kinder
Je nach Kreislaufverhältnissen und Erkrankung	Je nach Kreislaufverhältnissen und Erkrankung

Wirkungsweise

Vollelektrolytlösung zum Ersatz von Wasser und Elektrolyten des Extrazellulärraumes, d. h. Intravasalraum/Interstitium.

Nebenwirkungen

Gefahr der Ödembildung durch sekundäre Verschiebung in den Zwischenzellraum.

Wechselwirkungen

Phosphat-/carbonathaltige Lösungen: Ausfällung.

Hinweis

Im Vergleich zu kolloidalen Volumenersatzmittellösungen nur kurze Volumenwirkdauer (20–25 min). Bei schwerem Schock hat sich die Gabe von kolloidalen Lösungen (z.B. HES) und kristalloiden Lösungen im Verhältnis 1:2 etabliert, ohne dass es einen Beweis für die Überlegenheit einer bestimmten Lösung oder eines bestimmten Mischungsverhältnisses gibt.

Dosierung

Erwachsene und Kinder: Je nach Kreislaufverhältnissen und Erkrankung

Wirkstoffverzeichnis

Handelsnamenverzeichnis

Acetazolamid

Diamox® parenteral
Trockensubst. 500 mg für 5 ml

✓ Indikationen

Akuter Glaukomanfall

✗ Kontraindikationen

Niereninsuffizienz, schwere Leberfunktionsstörungen, Hypovolämie, Schwangerschaft

! Achtung

Erwachsene	Kinder
500 mg langsam i. v.	keine Indikation

Wirkungsweise

Carboanhydratasehemmer; reduziert die Produktion von Kammerwasser im Auge; dadurch Senkung des intraokulären Druckes. HWZ 2–6 h.

Nebenwirkungen

Hypotonie, orthostatische Kreislaufregulationsstörungen, Herzrhythmusstörungen, Tachykardie, gesteigerte Glykosidüberempfindlichkeit, Müdigkeit, Kopfschmerzen, Schwindel, Übelkeit, Erbrechen, Durchfall, Verstopfung, Verwirrtheitszustände, Teilnahmslosigkeit, Krämpfe, verminderter Tränenfluss, Gelbsucht, Hypokaliämie, Hypochlorämie, Hyperkalzämie, Hyperglykämie, Hypomagnesämie

Wechselwirkungen

ACE-Hemmer: überschießender Blutdruckabfall, Verschlechterung der Nierenfunktion möglich; Salicylate (hochdosiert): toxische Wirkung auf das ZNS verstärkt; Herzglykoside: Wirkungen und Nebenwirkungen durch Kaliummangel verstärkt; Lithium: kardio- und neurotoxische Wirkung von Lithium verstärkt; Curareartige Muskelrelaxanzien: Wirkung der Muskelrelaxanzien verstärkt und verlängert.

Toxizität

O.g. Nebenwirkungen; in Kombination mit blutdrucksenkenden Pharmaka tachykarde und bradykarde Herzrhythmusstörungen. Therapie: Basismaßnahmen, symptomatische Therapie.

Dosierung

Erwachsene: 500 mg langsam i.v.
Kinder: keine Indikation

Oxybuprocain

Conjuncain® EDO®, Novesine®
Ophtiole 2 mg/0,5 ml, Tropfen 40 mg/10 ml

✓ Indikationen

Oberflächenanästhesie der Augenoberfläche

✗ Kontraindikationen

Im Notfall keine

! Achtung

Kontaktlinsen entfernen!

Erwachsene	Kinder
4-mal 1 Tropfen/min in den Bindehautsack	4-mal 1 Tropfen/min in den Bindehautsack

Nebenwirkungen

Sehr selten kann es zu Hornhautschädigungen und allergischen Reaktionen kommen.

Wechselwirkungen

Bisher keine bekannt.

Dosierung

Erwachsene und Kinder: 4-mal 1 Tropfen pro Minute in den Bindehautsack

Pilocarpin

Pilocarpin ankerpharm, Pilocarpol®, Pilomann® (EDO®), Pilopos®, Spersacarpin®
Augentropfen 5/10/20/30 mg, 0,5/10 ml

Indikationen

Zur Pupillenverengung, Akuter Glaukomanfall

Kontraindikationen

Akute Entzündung der Regenbogenhaut

Achtung

Kontaktlinsen entfernen!
Strenge Indikationsstellung bei Schwangerschaft und Stillzeit!

Erwachsene	Kinder
1 bis 4 Tropfen im Abstand von einigen Minuten	1 bis 4 Tropfen im Abstand von einigen Minuten

Nebenwirkungen

Verminderte Sehschärfe bei bestehender Linsentrübung, gestörtes Sehen in der Nähe mit vorrübergehender Kurzsichtigkeit, Pupillenverengung mit Sehstörungen bei schlechten Lichtverhältnissen, vermehrter Tränenfluss, Reizung der Augenbindehaut, Kopfschmerzen.

Wechselwirkungen

- Depolarisierende Muskelrelaxanzien: Wirkungsverlängerung.
- Stabilisierende Muskelrelaxanzien: Verminderung der Wirkung.
- Herzglykoside: Negativ chronotrope Wirkung und Bradykardie verstärkt.
- β-Blocker: Verstärkung der Augendrucksenkenden Wirkung
- Chinidin, Procainamid: Ansperchbarkeit auf Parasympathomimetika vermindert.

Dosierung

Erwachsene und Kinder: 1 bis 4 Tropfen im Abstand von einigen Minuten

Wirkstoffnamenverzeichnis

Handelsnamenverzeichnis

Dihydralazin

Nepresol® inject
Trockensubst. 25 mg für 2 ml

Indikationen

Hypertensive Gestosen,
hypertensive Krise in der Schwangerschaft

Kontraindikationen

Schwere Tachykardie, hochgradige Koronarstenosen,
Aortenaneurysma, Herzklappenstenosen

Achtung

Ständige Puls- und RR-Kontrolle,
Paravasale Injektion ausschließen

Erwachsene

6,25–12,5 mg langsam i.v.,
ggf. Wdh. nach 20–30 min.

Wirkungsweise

Direkte relaxierende Wirkung auf die Gefäßmuskulatur. WE: 5 min. HWZ: 4–5 h.

Nebenwirkungen

Orthostatische Hypotonie, Schwindel, Tachykardie, pektanginöse Beschwerden, Tremor (Fingerzittern) und Muskelkrämpfe, Kopfschmerzen, gastrointestinale Störungen (z.B. Übelkeit, Erbrechen), allergische Reaktionen, Flush, Parästhesien.

Wechselwirkungen

- β-Rezeptorenblocker, ACE-Hemmer, Calciumantagonisten, Hypnotika, Sedativa: gegenseitige Wirkungsverstärkung.
- Diuretika, negativ inotrope Antiarrhythmika, Vasodilatatoren, trizyklische Antidepressiva, MAO-Hemmer, Narkotika, Neuroleptika, Isoniazid: Wirkungsverstärkung von Dihydralazin.

Dosierung

Erwachsene: 6,25–12,5 mg langsam i.v., ggf. Wiederholung nach 20–30 Minuten

Fenoterol i. v.

Partusisten®, Partusisten® intrapartal
Amp. 0,5 mg/10 ml; Amp. 0,025 mg/1 ml

Indikationen

Hemmung vorzeitiger Wehen bis zur 37. Woche

Kontraindikationen

Austreibungsphase!
Frischer Herzinfarkt, Tachyarrhythmien, Herzerkrankungen

Achtung

Sorgfältige Nutzen/Risiko-Abwägung!
Viele Wechselwirkungen!

Erwachsene

bis zu 0,025 mg (verdünnt auf 5 ml) i. v.
sehr langsam geben (mind. 2–3 min), danach
0,8–4 µg/min über Spritzenpumpe

Wirkungsweise

Uterusrelaxation durch β_2-Stimulation. HWZ: 3,2 h.

Nebenwirkungen

Tachykardie mit Herzklopfen, ventrikuläre Herzrhythmusstörungen, pektanginöse Beschwerden, Blutdruckabfall, Unruhe, Tremor, Hyperglykämie, Lungenödem.

Wechselwirkungen

- β-Rezeptorenblocker: Abschwächung der Fenoterol-Wirkung.
- Kortikosteroide: evtl. Lungenödem.
- Xanthinderivate (z.B. Coffein, Theophyllin), Sympathomimetika, MAO-Hemmer, trizyklische Antidepressiva: verstärkte kardiale Wirkungen, Überdosierungserscheinungen.
- Fentanyl, Droperidol: Schocksymptomatik (periphere Vasodilatation verstärkt).
- Jonosteril®, Plasmasteril®, Sterofundin®, Totofusin®: Unverträglichkeit!

Toxizität

O.g. Nebenwirkungen, Gesichtsrötung, systolische Blutdrucksteigerung und diastolische Blutdrucksenkung (Amplitudenvergrößerung), Lungenödem, Hustenreiz, Zyanose, Dyspnoe, Übelkeit. Therapie: Basismaßnahmen, symptomatische Therapie, Sedativa, Tranquilizer (in leichten Fällen), sonst $\beta_{(1)}$-Rezeptorenblocker, forcierte Diurese.

Dosierung

Erwachsene: bis zu 0,025 mg (verdünnt auf 5 ml) i.v. sehr langsam (mind. 2–3 min) geben, danach 0,8–4 µg/min über Spritzenpumpe

Magnesiumsulfat

Magnesium-Diasporal® forte, Cormagnesin®200/400,
Magnesium Verla Infusionslösungskonzentrat, Mg Inresa,
Mg 5 – Sulfat 10 %/50 %
Amp. 400 mg/1 g/5 g in 2 ml/10 ml

✓ Indikationen

Präeklampsie, Eklampsie

✗ Kontraindikationen

Myasthenia gravis, ausgeprägte Bradykardie, AV-Block, schwere Nierenfunktionsstörung

! Achtung

Erwachsene

1 – 2 g langsam über 10 min i. v., ggf. wdh.

Wirkungsweise

Hemmung der Freisetzung von Azetylcholin aus den präsynaptischen Bläschen; physiologischer Antagonist des Calciums: antiarrhythmisch (vor allem bei ventrikulären Tachykardien nach Digitalistherapie und bei Torsade de pointes); krampflösend.

Nebenwirkungen

Herzrhythmusstörungen, Überleitungsstörungen, Bradykardie, Atemdepression, zentralnervöse Störungen, Diarrhoe, Flush, Blutdruckabfall (z.T. erwünscht).

Wechselwirkungen/Toxizität

O.g. Nebenwirkungen, Übelkeit, Erbrechen, curareartige Magnesiumnarkose, Atemstillstand (Risiko der Atemdepression erhöht durch gleichzeitige Wirkung von Hypnotika/Narkotika), HKS. Therapie: Basismaßnahmen, symptomat. Therapie, Kalzium als Antidot i.v. (umgekehrt: Wirkungsverstärkung von Kalziumantagonisten durch Magnesium!).

Dosierung

Erwachsene: 1 – 2 g langsam über 10 min i.v., ggf. wdh.

Oxytocin

Orasthin®/-„stark", Oxytocin 3/10 Carino/Hexal®/-Rotexmedica, Syntocinon® 3 I. E./10 I. E.
Amp. 1 ml/3 I. E.; Amp. 1 ml/10 I. E.

Indikationen

Postpartale Blutung

Kontraindikationen

Im Notfall keine

Achtung

Nicht gleichzeitig mit Prostaglandinen

Erwachsene

3 I.E. langsam i.v., ggf. wdh. (+ 10 I.E. in die Infusion)

Wirkungsweise

Hormon der Hirnanhangdrüse (Hypophyse) – direkte Stimulation der Uterusmuskulatur. HWZ: 15 min.

Nebenwirkungen

Intrauteriner Sauerstoffmangel, Tetanus uteri (Gebärmutterkrampf), Tachykardie, pektanginöse Beschwerden, Blutdruckabfall (bei zu rascher Applikation), Ödeme.

Wechselwirkungen

- Prostaglandine, Methylergometrin: Wirkungsverstärkung von Oxytocin.
- Blutdrucksteigernde Sympathomimetika: prolongierter Hypertonus.
- Antihypertonika: Wirkungssteigerung der Antihypertonika.

Dosierung

Erwachsene: 3 I.E. langsam i.v., ggf. wdh. (+10 I.E. in die Infusion)

Wirkstoffverzeichnis

Handelsnamenverzeichnis

Haloperidol

Haldol®-Janssen, Haloperidol-GRY®, Haloperidol-ratiopharm®, Haloperidol-neuraxpharm®
Amp. 5 mg/1 ml

Indikationen

Psychotische Zustände

Kontraindikationen

Akute Vergiftungen mit zentraldämpfenden Pharmaka, Schmerz-/Schlafmitteln und Alkohol, komatöse Zustände

Achtung

Extrapyramidale Symptome!
EKG-Monitoring (QT-Zeit-Verlängerung)

Erwachsene	Kinder
5–10 mg langsam i.v./i.m.	Nicht für Kinder geeignet!

Wirkungsweise

Starke antipsychotische Wirkung mit extrapyramidalen Symptomen durch Hemmung von Dopaminrezeptoren (D2) im ZNS. Schwache sedierende und vegetative Wirkung. WE: 1–3 min. WM: 10 min. WD: 2–6 h. HWZ: 13 bis 30 h, best. Metabolite 3 Wochen.

Nebenwirkungen

Tachykardie, Hypotonie, Herzrhythmusstörungen, Früh- und Spätdyskinesien, Provokation epileptiformer Anfälle, Asthma, Auslösung eines Engwinkelglaukoms, malignes neuroleptisches Syndrom, Regulationsstörungen der Körpertemperatur, Parkinsonoid.

Wechselwirkungen

- Zentraldämpfende Pharmaka und Alkohol: gegenseitige Wirkungsverstärkung.
- Pentetrazol: Krampfanfälle.
- Dopaminantagonisten (z. B. Metoclopramid, Bromoprid, Alizaprid): extrapyramidale Nebenwirkungen verstärkt.
- Adrenalin: Adrenalinumkehr (Blutdruckabfall).
- Anticholinergika: anticholinerge Wirkung verstärkt

Toxizität

O. g. Nebenwirkungen, Atemdepression, Bewusstseinsstörungen, Bradykardie, zerebrale Krampfanfälle, hyperkinetisch-dystones Syndrom. Therapie: Basismaßnahmen, symptomatische Therapie, bei oraler Aufnahme wegen schneller Resorption Magenspülung nur in Frühfällen. Biperiden als Antidot.

Dosierung

Erwachsene: 5–10 mg langsam i. v.
Kinder: nicht für Kinder geeignet

Wirkstoffverzeichnis

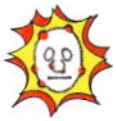

Handelsnamenverzeichnis

Adrenalin/Epinephrin

Adrenalin 1,0 Carino, Adrenalin 1:1000 Jenapharm, Suprarenin®, InfectoKrupp®Inhal

Amp. 1 mg/1 ml; Inj.-Fl. 25 mg/25 ml; oder 40 mg/1 ml, zur Verdünnung mit beiliegenden 9 ml Lösung

✓ Indikationen

Allergischer Schock,
Bronchospasmen

✗ Kontraindikationen

Im Notfall keine

! Achtung

Mit NaBi inaktiv!
Bei Pat. mit Sulfitüberempfindlichkeit anaphylaktoide Reaktionen möglich.

Erwachsene	Kinder
0,1 mg lgs. i.v. oder 0,3–0,5 mg i.m., ggf. Wdh.;	1 mg auf 5 ml verdünnen und über Inhalator oder 0,04–0,1 mg lgs. i.v., ggf. Wdh. nach 10–20 min.

InfectoKrupp®Inhal: 2 Sprühstöße beim Einatmen; ggf. Wdh. nach 5 min mgl.; 2. Wdh. frühestens nach 30–60 min.

Wirkungsweise

α- und β-sympathomimetisch. Entscheidend im Einsatz bei Herzkreislauf-Stillstand und Anaphylaxie ist nicht die direkte β_1-Wirkung am Herzen, sondern die periphere Gefäßverengung mit Erhöhung des Druckes in der Aorta (unter Thoraxkompressionen); daraus resultiert eine Verbesserung der Koronar- und Gehirndurchblutung. WE: mehrere Sekunden. WD: mehrere min. HWZ: 1–3 min (i. v.).

Nebenwirkungen

Tachykardie, Blutdruckanstieg, Herzrhythmusstörungen (Extrasystolen bis zum Kammerflimmern), pektanginöse Beschwerden, Hyperglykämie, Angst, psychotische Zustände, Hypokaliämie, Tremor (Fingerzittern), Krampfanfälle, Lungenödem, Mydriasis. Bei Pat. mit Sulfitüberempfindlichkeit anaphylaktoide Reaktionen möglich.

Wechselwirkungen

Alkalische Substanzen: Ausfällung und Inaktivierung.

Toxizität

O. g. Nebenwirkungen, Blutdruckanstieg, blasse bis blassgraue, kalte und schlecht durchblutete Haut, Bradykardie durch parasympathische Gegenregulation, Kreislaufzentralisation, Atemnot, Schwindel, Ohnmacht, Kammerflimmern, Atemlähmung, Lungenödem. Therapie: Basismaßnahmen, symptomatische Therapie, Intensivüberwachung.

Dosierung

Erwachsene und Kinder: siehe vorangehende Seite

Cimetidin

CimeHexal® injekt, Cimetidin STADA®,Cimetidin-CT,
H2 Blocker-ratiopharm® 200, Tagamet®
Amp. 200 mg/2 ml; Amp. 400 mg/4 ml; Amp. 1000 mg/10 ml

✓ Indikationen

Allergische Reaktionen

✗ Kontraindikationen

Schwangerschaft, Stillzeit

! Achtung

Erwachsene	Kinder
140–400 mg i.v.	8 kg: 20–40 mg 20 kg: 40–100 mg 50 kg: 100–250 mg

Wirkungsweise

Hemmung der Säuresekretion des Magens und der verzögerten Immunreaktion durch Hemmung der Histaminwirkung an H2-Rezeptoren (H2-Antihistaminikum). Cytochrom-p450-Hemmung, dadurch Anreicherung vieler Arzneistoffe. HWZ: 2 h.

Nebenwirkungen

Sehstörungen, Übelkeit, Erbrechen, Leibschmerzen, Depressionen, Halluzinationen, Ödeme, Sedierung, Blutdruckabfall, Herzrhythmusstörungen.

Wechselwirkungen

- β-Blocker, Benzodiazepine, Antiepileptika, Antiarrhythmika, Theophyllin, Calciumantagonisten: verstärkte/verlängerte Wirkung dieser Substanzen durch Ausscheidungsverlängerung.
- Verschiedene Arzneistoffe: Inkompatibilität der Cimetidin-Lösung als Zumischung.

Dosierung

Erwachsene und Kinder: 2–5 mg/kg KG i. v.

Clemastin

Tavegil®
Amp. 2 mg/5 ml

✓ Indikationen

Allergische Reaktionen

✗ Kontraindikationen

Porphyrie, Schwangerschaft, Stillzeit, Engwinkelglaukom

! Achtung

Erwachsene	Kinder
1–3 mg langsam i.v.	8 kg: 0,16 mg 20 kg: 0,4 mg 50 kg: 1 mg langsam i.v.

Wirkungsweise

H1-Rezeptorenblocker (Hemmung der Histaminwirkung an H1-Rezeptoren; H1-Antihistaminikum). HWZ: 8,1 h.

Nebenwirkungen

Tachykardie, zentralnervöse Dämpfung/Sedierung, Krämpfe, Pupillenerweiterung, Mundtrockenheit, RR-Abfall bei schneller Injektion möglich.

Wechselwirkungen

- Zentraldämpfende Pharmaka, Alkohol: zentraldämpfende Wirkung verstärkt.
- MAO-Hemmer: Verlängerung und Verstärkung der anticholinergen Wirkungen von Clemastin.

Toxizität

Hohe Toxizität für Kinder! Peripher vagolytische Wirkung: Pupillenerweiterung, Sehstörungen, Mundtrockenheit. Zentralnervöse Wirkung: Delirien, u. U. Halluzinationen bzw. Erregungszustände, Muskelzuckungen, Rigidität (v.a. bei Kindern), Athetosen (wurmförmige, langsame Bewegungsabläufe), klonisch-tonische Krämpfe, meist mit Erbrechen, Hyperthermie. Anfängliche Reizung, dann terminale Lähmung des Atemzentrums, Kreislaufkollaps, tiefes Koma. Therapie: Basismaßnahmen, symptomatische Therapie, keine Stimulanzien (mit Ausnahme peripherer Kreislaufmittel), besondere Möglichkeiten: Diuresetherapie, Physostigmin nach positivem Physostigmintest als Antidot i. v.

Dosierung

Erwachsene: 1 – 3 mg langsam i. v.
Kinder: 0,02 mg/kg KG langsam i. v.

Dimetinden

Fenistil®
Amp. 4 mg/4 ml

Indikationen

Allergische Reaktionen

Kontraindikationen

Im Notfall keine

Achtung

Kann bei Kleinkindern Erregungszustände auslösen!

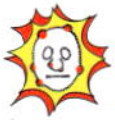

Erwachsene	Kinder
4–10 mg langsam i. v.	Über 3. Lebensmonat: 8 kg: 0,8 mg 20 kg: 2 mg 50 kg: 5 mg langsam i. v.

Wirkungsweise

H1-Rezeptorenblocker (Antihistaminikum): verdrängt Histamin kompetitiv am H1-Rezeptor. WE: 15–20 min. WZ: 5–7 h.

Nebenwirkungen

Sedierung, Müdigkeit, Wärmegefühl, Übelkeit, Brustbeklemmung, Kopfschmerzen, Sehstörungen, Muskelzittern, RR-Abfall bei schneller Injektion möglich.

Wechselwirkungen

- Zentraldämpfende Pharmaka und Alkohol: zentraldämpfende Wirkungen verstärkt.
- Trizyklische Antidepressiva: kann bei glaukomgefährdeten Patienten einen Anfall auslösen.

Toxizität

Hohe Toxizität für Kinder! Die Vergiftung verläuft i. d. R. dreiphasig: Sedierung, Erregung, Koma mit kardiorespiratorischer Dekompensation. Peripher vagolytische Wirkung: Pupillenerweiterung mit Sehstörungen, Mundtrockenheit. Zentralnervöse Wirkung: Delirium, Halluzinationen und Muskelzuckungen bis hin zu klonisch-tonischen Krämpfen (meist mit Erbrechen), Hyperthermie, nach anfänglicher Atemstimulation Atemlähmung. Kreislaufkollaps, tiefes Koma. Therapie: Basismaßnahmen, symptomatische Therapie. Beachte: keine Stimulanzien (mit Ausnahme peripherer Kreislaufmittel). Besondere Möglichkeiten: Diuresetherapie, Physostigmin i. v.

Dosierung

Erwachsene und Kinder: 0,1 mg/kg KG langsam i. v.

Prednisolon

Infectocortikrupp Zäpfchen, Prednisolon 250 mg – Rotexmedica, Prednisolut, Solu-Decortin® H
Zäpfchen/100 mg, Inj.-Fl. 250 mg/, Trockensubst. 186,7 mg für 5 ml; 374 mg für 5 ml; 747 mg für 10 ml

✓ Indikationen

Anaphylaktischer Schock,
Asthma Bronchiale, Pseudokrupp

✗ Kontraindikationen

Im Notfall keine

! Achtung

Erwachsene	Kinder
250–1000 mg	8 kg: 16 mg i.v. 20 kg: 40 mg i.v. 50 kg: 100 mg i.v.

Wirkungsweise

Glukokortikoide wirken je nach Substanz unterschiedlich ausgeprägt:

- antiexsudativ (Minderung der Membrandurchlässigkeit),
- antiinflammatorisch (Hemmung von Entzündungsreaktionen),
- antiproliferativ (Hemmung der Zellvermehrung) und
- immunsuppressiv (Unterdrückung des Abwehrsystems).

Nebenwirkungen

Bei einmaliger Bolusgabe gering und selten; es sollte jedoch auf Blutzuckeranstieg, Infektanfälligkeit (bei schweren Infektionen nur in Kombination mit kausaler Therapie) und symptomarm verlaufende Magen-Darm-Blutungen geachtet werden. Bei i.v.-Applikation: Venenreizung, z.T. Geschmacksirritationen. Nach inhalativer Therapie mit Kortikoiden (z.B. Auxiloson® Dosier-Aerosol) ist auf eine mögliche Entwicklung von Atemwegsinfektionen zu achten. Bestehende Infektionen (besonders bakterielle) können sich verschlechtern.

Wechselwirkungen

- Herzglykoside: Glykosidwirkung durch Kaliummangel verstärkt.
- Salicylate und nichtsteroidale Antiphlogistika: Gefahr gastrointestinaler Blutungen und Bildung von Magen-Darm-Geschwüren erhöht.
- Antidiabetika: Blutzuckersenkung vermindert.
- Verschiedene Lösungen: Inkompatibilität mit Urbason® (darf nicht mit anderen Lösungen als mit Wasser für Injektionszwecke vermischt werden, sonst Ausfällung).

Dosierung

Erwachsene: 250–1000 mg, Kinder: 2 mg/kg KG

Ranitidin

Ranitic® injekt, Ranitidin-ratiopharm®, Sostril®, Zantic®
Amp 50 mg/5 ml

Indikationen

In Verbindung mit Dimetinden bei allergischen Reaktionen

Kontraindikationen

Porphyrie

Achtung

Vorsicht bei Schwangerschaft
oder eingeschränkter Nierenfunktion!

Erwachsene	Kinder
50 mg mit NaCl auf 20 ml verdünnt sehr langsam i.v.	Nicht unter 14. Lebensjahr!

Wirkungsweise

Hemmung der Säuresekretion des Magens und der verzögerten Immunreaktion durch Hemmung der Histaminwirkung an H2-Rezeptoren (H2-Antihistaminikum). HWZ: 2,5–3 h.

Nebenwirkungen

Bradykardie, Muskelschmerzen, Kopfschmerzen, Schwindel, Müdigkeit, Doppelsehen, Übelkeit, Erbrechen, Durchfall, Verstopfung, Ödeme, Herzrhythmusstörungen.

Dosierung

Erwachsene: 50 mg langsam i.v.

Kinder: Nicht unter 14. Lebensjahr, sonst 1 mg/kg KG langsam i.v.

Wirkstoffverzeichnis

Handelsnamenverzeichnis

Acetylcystein

Fluimucil® Antidot
Inj.-Fl. 5 g/25 ml

Indikationen

Intoxikation mit Paracetamol, Acrylnitril, Methacrylnitril, Methylbromid

Kontraindikationen

Im Notfall keine

Achtung

Bei Vergiftung mit Methacrylnitril und oraler Vergiftung mit Acrylnitril vorangehende Gabe von 4-DMAP (3–4 mg/kg KG) gefolgt von Natriumthiosulfat (50–100 mg/kg KG lgs. i. v.)

Erwachsene

Initial 10–15 g in 210–300 ml Glucose 5 % mit Elektrolytzusatz über 15 min.

Kinder

Trägerlösung Glucose 5 % mit Elektrolytzusatz
8 kg: Initial 1,2 g in 24 ml
20 kg: Initial 3 g in 60 ml
50 kg: Initial 7,5 g in 150 ml
Applikation über 15 min.

Wirkungsweise

ACC ist ein Substrat zur Neusynthese von Glutathion. Dadurch können die toxischen Paracetamol-Metabolite entgiftet werden. Ferner: Förderung der Sulfat-Konjugation und Inhibierung von Cytochrom-p450 (benötigt zur Bildung toxischer Metabolite). Die Antidotwirkung bei (Meth-) Acrylnitril und Methylbromid beruht auf einer Bindung an die SH-Gruppe des Acetylcysteins. HWZ (i. v.): 30 – 40 min.

Nebenwirkungen

Allergische Reaktionen, Bronchospasmus, Tachykardie, Hypotonie.

Wechselwirkungen

Glyceroltrinitrat („Nitro"): vasodilatatorischer Effekt von Nitro verstärkt; thrombozytenaggregationshemmender Effekt von Nitro verstärkt

Antitussiva: Sekretstau möglich (eingeschränkter Hustenreflex). Nicht mit anderen Medikamenten mischen.

Dosierung

Erwachsene und Kinder:

Initial 150 mg/kg KG über 15 min i. v., dann 50 mg/kg KG über 4 Stunden i. v. (Trägerlösung: Glucose 5 %)

Atropin

Atropinsulfat-100 mg Köhler
Amp. 100 mg/10 ml

Indikationen

Intoxikation mit Phosphorsäureester
(E 605, Nervenkampfstoffe)

Kontraindikationen

Im diesem Notfall keine!

Achtung

Tachykardie!

Erwachsene

Initial 2–15 mg
i.v. titrieren,
dann über Infusionspumpe
in Lösung

Kinder

Nach Beseitigung des O_2-Mangels:
8 kg: 0,16–0,4 mg
20 kg: 0,4–1 mg
50 kg: 1–2,5 mg
ggf. wdh.

Wirkungsweise

Parasympatholyse bzw. anticholinerge Wirkung (Herzfrequenzsteigerung, Tonusminderung der glatten Muskulatur; Pupillenerweiterung). WE: 1–3 min. WM: 30 min. WD: bis 60 min. HWZ: 2–3 h.

Nebenwirkungen

Tachykardie, Pupillenerweiterung, Mundtrockenheit, Unruhe, Abnahme der Schweißdrüsensekretion (Wärmestau), Akkomodationsstörungen.

Wechselwirkungen

Amantadin, Chinidin, tri- und tetrazyklische Antidepressiva: anticholinerge Wirkung des Atropins verstärkt.

Toxizität

O.g. Nebenwirkungen, Rötung des Gesichts, Halluzinationen. Therapie: Basismaßnahmen, symptomatische Therapie. Physostigmin als Antidot.

Dosierung

Erwachsene: Initial 10–15 mg i.v. titrieren, dann über Infusionspumpe in Lösung
Kinder: 0,02–0,05 mg/kg KG i.v., ggf. wdh.

Biperiden

Akineton®, Biperiden-neuraxpharm®
Amp. 3,88 mg/1 ml

Indikationen

Extrapyramidale Symptome (z. B. hyperkinetisch-dystones Syndrom)
Vergiftung mit Nikotin oder organischen Phosphorverbindungen

Kontraindikationen

Stenosen des Magen-Darm-Kanals

Achtung

Erwachsene	Kinder
2,5–5 mg langsam i. v.	8 kg: 0,32–0,8 mg 20 kg: 0,8–2 mg 50 kg: 2–5 mg langsam i. v.

Wirkungsweise

Zentral anticholinerge Wirkung. Wiederherstellung des Dopamin-Acetylcholin-Gleichgewichtes an spezifischen Rezeptoren. HWZ: 18–24 h.

Nebenwirkungen

Hypotonie, Bradykardie, anticholinerge Symptome (z.B. Abnahme der Schweißbildung, Mundtrockenheit, Akkomodationsstörungen, Glaukom-Auslösung, Tachykardie), Müdigkeit, Benommenheit, Schwindel, Erregung, Angst, Halluzinationen, Delirium, Dyskinesien, Ataxie, Mydriasis mit Lichtscheu.

Wechselwirkungen

- Antihistaminika, Spasmolytika, Amantadin, Chinidin, tri- und tetrazyklische Antidepressiva, Neuroleptika: anticholinerge Wirkungen des Biperidens verstärkt.
- Pethidin: zentralnervöse Wirkungen des Biperidens verstärkt.
- Antiparkinsonmittel: vegetative/zentrale Wirkungen des Biperiden verstärkt.
- Metoclopramid: Antagonisierung der Metoclopramid-Wirkung auf den Gastrointestinaltrakt.

Dosierung

Erwachsene: 2,5–5 mg langsam i.v.
Kinder: 0,04–0,1 mg/kg KG langsam i.v.

Calciumgluconat

Calcium Braun 10 %, Calcium-Sandoz® 10 %
Amp. 940 mg/10 ml

Indikationen

Flusssäureverätzungen

Kontraindikationen

Digitalisierte Patienten,
schwere Niereninsuffizienz

Achtung

Erwachsene	Kinder
Bereich spülen, 10 ml proximal i. a., bis Schmerz nachlässt, ggf. lokale Infiltration	Bereich spülen, 8 kg: 0,8 ml proximal i. a. 20 kg: 2,0 ml proximal i. a. 50 kg: 5,0 ml proximal i. a. bis Schmerz nachlässt, ggf. lokale Infiltration

Wirkungsweise

Neutralisation von Fluoriddionen im Gewebe durch Überführung in Calciumfluorid.

Nebenwirkungen

Hitzegefühl, Schweißausbrüche, Übelkeit, Erbrechen, Rhythmusstörungen, Kollaps, Schock, Status asthmaticus.

Dosierung

Erwachsene und Kinder: 0,1 ml/kg KG proximal i.a., bis Schmerz nachlässt, ggf. lokale Infiltration

Diazepam

Diazep-CT, Diazep AbZ, Diazepam-®Lipuro, Diazepam-ratiopharm®, Diazepam-Rotexmedica/-Weimer, Faustan®, Stesolid®, Valium®
Amp. 10 mg/2 ml

✓ Indikationen

Intoxikation mit Chloroquin (Resochin®, Malaria-Mittel)

✗ Kontraindikationen

In diesem Notfall keine

! Achtung

Nur anwenden, wenn Beatmung gesichert (Narkosedosis)!

Erwachsene	Kinder
70–250 mg i.v.	8 kg: 8–20 mg 20 kg: 20–50 mg 50 kg: 50–125 mg

Wirkungsweise

Nicht bekannt.

Nebenwirkungen

Atemdepression, Blutdruckabfall, Bradykardie, paradoxe Reaktionen (z. B. akute Erregungszustände), Verwirrtheit, Übelkeit, Erbrechen, Halluzinationen, anterograde Amnesie (Gedächtnisverlust bezogen auf die Zeitspanne nach einem Ereignis, hier: Medikamentengabe). Bei Diazepam i. v. auch Venenreizung (geringer bei best. Lösungen, z. B. Valium® MM Roche). Anaphylaxie auf Natriumdisulfit (bei Valium® MM Roche).

Wechselwirkungen

- Zentralwirksame Pharmaka und Alkohol: Gegenseitige Wirkungsverstärkung.
- Muskelrelaxanzien, Analgetika und Lachgas: Wirkungsverstärkung der angeführten Substanzen.
- Cimetidin: Wirkungsverstärkung und -verlängerung von Diazepam.

Toxizität

O. g. Nebenwirkungen, Bewusstseinsstörungen bis tiefes Koma. Therapie: Basismaßnahmen, symptomatische Therapie.

Dosierung

Erwachsene und Kinder: 1 – 2,5 mg/kg KG i. v.

4-Dimethylaminophenol

4-DMAP
Amp. 250 mg/5 ml

Indikationen

Schwere Intoxikation mit Cyaniden, Blausäure, evtl. Schwefelwasserstoff

Kontraindikationen

Mischintoxikationen bei Brandgasen (vor allem CO!)

Achtung

Vorsicht bei Asthmatikern!
Kein Natriumthiosulfat bei Intox mit Schwefelwasserstoff!

Erwachsene	Kinder
200–400 mg mit reichlich in der Spritze aspiriertem Blut lgs. i. v., anschließend Natriumthiosulfat	8 kg: 24–32 mg 20 kg: 60–80 mg 50 kg: 150–200 mg mit reichlich in der Spritze aspiriertem Blut lgs. i. v., anschließend Natriumthiosulfat

Wirkungsweise

Bildung von Methämoglobin – Komplexbildung mit Cyanid – Entblockung der Cytochromoxidase.

Nebenwirkungen

Methämoglobinämie, Brechreiz, Durchfall, Asthmaanfall, Bewusstseinsstörung, Schock.

Dosierung

Erwachsene und Kinder: 3–4 mg/kg KG langsam i. v.

Ethanol

Alkohol-Konzentrat 95 % B.Braun
Amp. à 20 ml Infusionslösungskonzentrat enthält 15 g entspr. 19 ml Ethanol

Indikationen

Intoxikation mit Methanol

Kontraindikationen

Gravidität, Stillzeit,
Hyperhydratation, hypotone Dehydratation,
Epilepsie

Achtung

Verdünnen (Nekrosegefahr)!
Blutzucker-Entgleisung

Erwachsene	Kinder
ca. 40 g langsam i.v. als 5 %ige Ethanol-Lösung	8 kg: 5 g 20 kg: 12 g 50 kg: 30 g langsam i.v. als 5 %ige Ethanol-Lösung

Wirkungsweise

Verdrängung des Methanols aus dem Stoffwechsel und damit Vermeidung toxischer Abbauprodukte. Konstanter Abbau von 100 mg Ethanol je kg KG und Stunde (gesunde Leber vorausgesetzt).

Nebenwirkungen

Alkoholvergiftung (Blutalkoholkonzentration ≥ 1 ‰).

Toxizität

Alkoholvergiftung

Dosierung

Erwachsene und Kinder: 600 mg/kg KG langsam i.v. als 5 %ige Ethanol-Lösung

Flumazenil

Anexate® 0,5/1,0
Amp. 0,5/1 mg/5/10 ml

Indikationen

Intoxikation mit Benzodiazepinen

Kontraindikationen

Epilepsie

Achtung

Halbwertzeit ist kürzer als die der Benzodiazepine!

Erwachsene	Kinder
Initial 0,2 mg i.v., dann evtl. jede Minute je 0,1 mg bis zu einer Gesamtdosis von 1 mg	Nicht unter 1. Lebensjahr ab 20 kg: 0,2 mg i.v.

Wirkungsweise

Verdrängung der Benzodiazepine von Benzodiazepin-Rezeptoren. WD: 1–4 h. HWZ: 40–80 min.

Nebenwirkungen

Blutdruck- und Herzfrequenzschwankungen, Entzugserscheinungen bei Abhängigen (Tremor, Hypertonie, Herzrasen), Übelkeit, Erbrechen, nach schneller Injektion Herzklopfen und Angstgefühle.

Dosierung

Erwachsene: Initial 0,2 mg langsam i.v., ggf. 0,1 mg/min bis zur Maximaldosis von 1 mg

Kinder: Nicht unter 1. Lebensjahr. Initial 0,01 mg/kg KG langsam i.v., ggf. 0,01 mg/min bis maximal 0,05 mg/kg KG bzw. 1 mg Gesamtdosis

Hydroxycobalamin (Vitamin B12a)

Cyanokit
Flasche Trockensubst. mit 2,5 g für 100 ml

Indikationen

Intoxikation mit Blausäuregas, Cyanide, Rauchgase

Kontraindikationen

Im Notfall keine

Achtung

Nicht nach Natriumthiosulfat!

Erwachsene	Kinder
5 g langsam i. v.	8 kg: 560 mg 20 kg: 1,4 g 50 kg: 3,5 g langsam i. v.

Wirkungsweise

Komplexbildung zwischen Zyanid (CN^-) und Kobalt (Ligandenaustausch: aus Hydroxocobalamin entsteht Cyanocobalamin) dadurch Entgiftung des Zyanids, Ausscheidung des Cyanocobalamins mit dem Urin. Einer im Vergleich zu DMAP recht sicheren Anwendung mit großer therapeutischer Breite stehen leider sehr hohe Kosten des Präparates gegenüber. Daher fokussiert sich der Einsatzbereich von Hydroxocobalamin auf Situationen, in denen DMAP wegen einer begleitenden CO-Intoxikation problematisch oder kontraindiziert ist.

Nebenwirkungen

Anaphylaktische bzw. anaphylaktoide Reaktionen; reversible Färbung von Haut, Schleimhäuten (hellrot bis rosa) und Urin (dunkelrot), Blutdruckerhöhung, Übelkeit, Erbrechen, Durchfall, Kopfschmerzen.

Wechselwirkungen

Gegenseitige Wirkungsabschwächung mit Natriumthiosulfat durch Komplexbildung; entweder DMAP + Natriumthiosulfat oder Hydroxocobalamin.

Dosierung

Erwachsene: 5 g langsam i. v.
Kinder: 70 mg/kg KG langsam i. v.

Ipecacuanha (Emetin)

Sirupus Ipecacuanhae SR 90
Fl. 30 ml/43 mg

Indikationen

Auslösen von Erbrechen nach Intoxikationen

Kontraindikationen

Intox mit starken Alkalien, Säuren, Erdöldestillaten, Lösungsmitteln, schäumenden Substanzen, antiemetisch wirkenden Substanzen. Schock, Bewusstseinsstörungen, Krämpfe, Lähmungen

Achtung

Kann lange dauern bis zum Erbrechen!

Erwachsene	Kinder
30 ml Sirup, danach 700–1000 ml Flüssigkeit	Nicht unter 1. Lebensjahr. 20 kg: 10–20 ml, dann 200 ml Flüssigkeit 50 kg: 30 ml, dann 500 ml Flüssigkeit

Hinweis

In der Literatur finden sich auch Hinweise auf eine erfolgversprechende Anwendung bei erwachsenen Patienten in einer Dosierung von ≥ 30 ml p.o. Auch hier ist eine Latenzzeit von bis zu 20 min (Achtung: Substanzen mit zu erwartender Bewusstseinsstörung!) zu beachten. Unbedingt reichlich danach trinken lassen.

Nebenwirkungen

Anhaltendes Erbrechen, Durchfall, Trägheitsgefühl.

Wechselwirkungen

Milch, Aktivkohle: Wirksamkeit des Sirups sinkt. Wechselwirkungen des Alkohols bedenken.

Toxizität (bei ausbleibender emetischer Wirkung!)

O.g. Nebenwirkungen und kardiotoxische Wirkungen, Krämpfe, Muskelschwäche, Bewusstlosigkeit. Therapie: Magenspülung, ggf. Aktivkohle.

Dosierung

Erwachsene: 30 ml Sirup, danach 700–1000 ml Flüssigkeit
Kinder: 5–30 ml Sirup, danach 80–500 ml Flüssigkeit

Kohle (Carbo medicinalis)

Kohle-Compretten®, Kohle-Hevert®, Kohle-Pulvis, Kohle-Tabletten 250 mg „Kontabletten“, Kohle-Tabletten Boxo-Pharm, Ultracarbon®

Tabl. 250 mg; Schraubdose 10 g; Fl. 50 g

✓ Indikationen

Orale Intoxikationen mit fett- und wasserlöslichen Stoffen

✗ Kontraindikationen

Verätzungen mit Säuren/Laugen, Ethanol, Lithium- und Eisensalze, Cyanid, Methanol, Ethylenglykol, Petroleum

! Achtung

Bei Bewusstseinsstörungen über Magensonde!

Erwachsene	Kinder
Initial 35–100 g in Flüssigkeit gelöst oral oder über Magensonde	8 kg: Initial 4–8 g 20 kg: Initial 10–20 g 50 kg: Initial 25–50 g in Flüssigkeit gelöst oral oder über Magensonde

Wirkungsweise

Binnen Sekunden bis Minuten Giftbindung durch Adsorption an Kapillarwände der Kohle im Magen-Darm-Trakt. Die medizinische Kohle wurde zur Oberflächenvergrößerung speziell behandelt (aktiviert). In manchen Fällen kann Kohle auch Gifte binden, die den Magen schon passiert haben, oder sogar ins Darmepithel gelangt sind.

Praxishinweise

- Aspirationsgefahr bei Gegenwehr/Bewusstseinstrübung!
- Da größere Trinkmengen bei vielen Vergiftungen spontan Erbrechen auslösen, auch bei Kohlegabe immer Eimer bereithalten! Nach Erbrechen Kohlegabe ggf. wiederholen/fortsetzen – Kohlegabe auch vor/nach Magenspülung sinnvoll.
- Patient auf eine Schwarzfärbung des Stuhls hinweisen! (DD GI-Blutung!).

Wechselwirkungen

Wirkungsverminderung enteral aufgenommener Pharmaka und parenteral aufgenommener Pharmaka, die einem enterohepatischen Kreislauf unterliegen, z. B. Ovulationshemmer (nach Kohleanwendung zusätzl. Kontrazeptionsmethode!).

Dosierung

Erwachsene und Kinder: 0,5 – 1 g/kg KG

Naloxon

Naloxon 0,4 mg Curamed/DeltaSelect/Inresa/-hameln/-ratiopharm® 0,4, Narcanti®, Narcanti®-Neonatal
Amp. 0,4 mg/1 ml; Amp. 0,04 mg/2 ml

Indikationen

Intoxikation mit Opiaten

Kontraindikationen

Achtung

Halbwertzeit kürzer, als die der Opiate!
Ggf. Entzugssymptome!

Erwachsene

Möglichst verdünnen!
0,1–0,4 mg langsam i.v.; wenn nötig alle 3 min 0,4 mg

Kinder

Möglichst verdünnen!
Evtl. Wiederholung nach 3–5 min
8 kg: 0,08 mg
20 kg: 0,2 mg
50 kg: 0,4 mg
langsam i.v.

Wirkungsweise

Verdrängung opioidartiger Substanzen am Opioidrezeptor. HWZ: 1 h.

Nebenwirkungen

Entzugssymptome möglich (Hypertension, Tachykardie, Kammerflimmern, Lungenödem), Erbrechen bei schneller Injektion, Überempfindlichkeitsreaktionen.

Hinweise

- Vorsicht bei Herzerkrankungen und Hypertonie!
- Bis zum Wirkungseintritt von Naloxon ist der Patient entsprechend seiner Symptomatik zu versorgen (Atemwege freihalten, Beatmung usw.)!
- Achtung: Die Wirkdauer von Naloxon ist i.d.R. kürzer als die der gängigen Opioide! Der Patient muss nach Opioidantagonisierung überwacht werden!
- Keine Antagonisierung von Buprenorphin [Temgesic®] möglich.
- Neugeborene: Vorsicht bei Heroinabhängigkeit der Mutter (Entzug). Nur therapeutisch bedingte Opiatgabe antagonisieren.

Dosierung

Erwachsene: 0,1 – 0,4 mg langsam i.v., ggf. Wdh. alle 3 min.
Kinder: 0,01 mg/kg KG langsam i.v., ggf. Wdh. nach 3 – 5 min.

Natriumhydrogencarbonat 8,4 %

Natriumhydrogencarbonat 8,4 %
Infusion 8,4 g/100 ml

Indikationen

Intoxikation mit trizyklischen Antidepressiva, metabolische Azidose

Kontraindikationen

Respiratorische Azidose, Alkalose, Ateminsuffizienz

Achtung

Wechselwirkungen mit Katecholaminen, Calcium! Paravenöse Injektion ausschließen! Möglichst nicht mischen!

Erwachsene	Kinder
Etwa 50 ml i.v.; mehr nur nach Blutgasanalyse!	8 kg: 4–8 ml i.v. 20 kg: 10–20 ml i.v. 50 kg: 25–50 ml i.v. Mehr nur nach Blutgasanalyse! Möglichst 1:1 verdünnen.

Wirkungsweise

Natriumhydrogencarbonat bindet H^+-Ionen unter Bildung von Kohlensäure, diese zerfällt in Wasser und Kohlendioxid, letzteres wird abgeatmet.

Nebenwirkungen

Metabolische Alkalose (schlechtere O_2-Abgabe), Nekrosen bei paravenöser Injektion, hypokalzämische Tetanie (bei Dosisüberschreitung).

Wechselwirkungen

- Katecholamine: Ausfällung und Inaktivierung.
- Calcium-, magnesium- und phosphathaltige Lösungen: Inkompatibilität mit Natriumhydrogencarbonat (nicht mischen!).

Dosierung

Erwachsene und Kinder: 0,5 – 1 ml/kg KG.
Mehr nur nach Blutgasanalyse

Natriumthiosulfat

Natriumthiosulfat 10 %/25 %
Amp. 1 g/10 ml; Fl. 10 g/100 ml; Fl. 25 g/100 ml;
Infusion 50 g/500 ml

Indikationen

Intoxikation mit Rauchgas (auch mit CO), Cyaniden, Schwermetalldämpfe, Lost

Kontraindikationen

Im Notfall keine

Achtung

Bei Cyaniden Vorbehandlung mit 4-DMAP erforderlich!

Erwachsene	Kinder
Cyanid: 3,5 – 10 g Bromat/Jod: 7 – 10 g i. v. Alkylantienintox (LOST): bis zu 50 g i. v.	Cyanid: 50 – 100 mg/kg KG i. v. Bromat/Jod: 100 mg/kg KG i. v. Alkylantienintox (LOST): bis zu 500 mg/kg KG i. v.

Wirkungsweise

Sulfatierung der Cyanide mit Bildung des weniger toxischen Rhodanid.

Nebenwirkungen

Brechreiz, Durchfall, Asthmaanfall, Bewusstseinstörungen, Schock.

Dosierung

Erwachsene und Kinder:
Bei Cyanidvergiftung: 50 – 100 mg/kg KG i. v.
Bei Bromat-/Jod-Vergiftung: 100 mg/kg KG i. v.
Bei Alkylantien-Vergiftung (LOST): bis zu 500 mg/kg KG i. v.

Obidoximchlorid

Toxogonin
Amp. 250 mg/1 ml

✓ Indikationen

Intoxikation mit Insektiziden (E 605) und Kampfstoffen wie Sarin, Tabun, VX

✗ Kontraindikationen

Carbamatintoxikation

! Achtung

Erwachsene	Kinder
Vorweggabe von Atropin, dann 250–500 mg langsam i.v.	Vorweggabe von Atropin 8 kg: 32–64 mg 20 kg: 80–160 mg 50 kg: 180–250 mg langsam i.v.

Wirkungsweise

Reaktivierung der Cholinesterase. HWZ: 1,5–2,5 h. Obidoxim ersetzt keinesfalls die Atropingabe; es wirkt unterstützend. Bei Überdosierung wirkt Obidoximchlorid selbst als Cholinesterasehemmer.

Dosierung

Erwachsene: 250–500 mg langsam i. v.
Kinder: 4–8 mg/kg KG langsam i. v.

Paraffinöl

Paraffinöl
Flasche 250 ml

Indikationen

Intoxikation mit organischen Lösungsmitteln, aliphatischen Kohlenwasserstoffen, die sich in Paraffinöl lösen

Kontraindikationen

Achtung

Strenge Nutzen-/Risiko-Abwägung (Aspirationsgefahr)!
Rücksprache mit Vergiftungszentrale

Erwachsene	Kinder
Je nach Schweregrad bis zu 250 ml	Nicht unbedingt für Kinder geeignet!

Hinweise

Paraffinöl kann nach Rücksprache mit der Vergiftungszentrale bei oralen Vergiftungen mit bestimmten fettlöslichen und hochtoxischen Substanzen in einer Dosierung von 3–5 ml/kg KG p. o. als Antidot zur Resorptionshemmung eingesetzt werden. Z. T. wird empfohlen, diese Menge über Magensonde zu instillieren und gleich wieder abzusaugen (ggf. wdh.). Der Anwender muss sich über die erhebliche Öl-Aspirationsgefahr (Provokation von Erbrechen u. hohe Fluidität) mit einem hohen Risiko eines fulminanten Lungenversagens im klaren sein!! Die Anwendung gilt z. B. bei Substanzen wie Lampenöl als obsolet, da sie in keinem Verhältnis zum Nutzen steht (geringe Toxizität, praktisch keine Resorption des Lampenöls), hier ist das Abwarten der Ausscheidung ausreichend! Nebenwirkungen: Diarrhö, bei Kindern auch Exsikkose.

Dosierung

Erwachsene: bis zu 250 ml
Kinder: nicht unbedingt geeignet.

Physostigmin

Anticholium®
Amp. 2 mg/5 ml

Indikationen

Atropinüberdosierung, Intoxikation mit Amphetaminen, Benzodiazepinen, Phenothiazinen, Alkaloiden, Tollkirsche, Stechapfel, Engelstrompete

Kontraindikationen

Intox mit Barbituraten

Achtung

Kann Bradykardie auslösen!
Vorsicht bei COPD!

Erwachsene	Kinder
Initial 2 mg langsam i.v., dann alle 20 min 1–4 mg, unter EKG-Monitoring	Initial 0,5 mg langsam i.v., dann alle 5 min Wdh. bis Maximaldosis 2 mg, unter EKG-Monitoring

Wirkungsweise

Acetylcholinesterasehemmer; parasympathomimetische Wirkung durch Enzymblockade. HWZ: 0,5–1 h.

Nebenwirkungen

Schock, Bradykardie, Herzrhythmusstörungen, Asthmaanfall, Bewusstseinsstörungen, Pupillenverengung, Speichelfluss, vermehrte Schleimproduktion, Brechreiz.

Dosierung

Erwachsene: Initial 2 mg langsam i. v., dann alle 20 min 1–4 mg
Kinder: Initial 0,5 mg langsam i. v., dann alle 5 min bis zur Maximaldosis von 2 mg.

Pyridostigminbromid

Kalymin® mite/forte, Mestinon®
Amp. 1 mg/1 ml; Amp. 5 mg/1 ml; Amp. 25 mg/5 ml

Indikationen

Intoxikation mit nicht depolarisierenden Muskelrelaxanzien

Kontraindikationen

Asthma bronchiale, Obstruktionsileus, Stenosen oder Spasmen des Darmtraktes, postoperative Schock- und Kreislaufkrisen

Achtung

Hypotonie bis zum Kollaps möglich!
Asystolie möglich!

Erwachsene

Vorgabe von Atropin empfohlen!
Verdünnung empfohlen!
3,5–10 mg i.v.

Kinder

Vorgabe von Atropin empfohlen!
Verdünnung empfohlen!
8 kg: 0,4–1,2 mg i.v.
20 kg: 1–3 mg i.v.
50 kg: 2,5–7,5 mg i.v.

Wirkungsweise

Reversibler Acetylcholinesterasehemmer, d. h. Erhöhung der Acetylcholin-Konzentration am Rezeptor, dadurch Verdrängung der Muskelrelaxanzien vom Rezeptor (peripher cholinerge Wirkung, nicht ZNS-gängig im Gegensatz zu Physostigmin). HWZ: etwa 2 h.

Nebenwirkungen

Hypotonie bis zum Kollaps, Herzstillstand, Bradykardie, Bronchospasmen, erhöhte Bronchialsekretion, Durchfälle, Krämpfe des Magen-Darm-Kanals, Muskelschwäche, Lähmungen (neuromuskulärer Block), Akkomodationsstörungen, Tränenfluss, Schwitzen.

Wechselwirkungen

- Opioide, Barbiturate: Wirkung der angeführten Substanzen verstärkt.
- Cholinergika: cholinerge Krise (bei Patienten mit Myasthenia gravis)
- β-Rezeptorenblocker: Bradykardie.

Toxizität

O.g. Nebenwirkungen, AV-Block, Übelkeit, Harndrang. Therapie: Basismaßnahmen, symptomatische Therapie, 0,5–1 mg Atropin i.v.

Dosierung

Erwachsene: 3,5–10 mg i.v.
Kinder: 0,05–0,15 mg/kg KG i.v.

Simeticon

Espumisan®40, sab simplex®
Flasche 30 ml (Espumisan 1,2 g; sab simplex 2 g)

Indikationen

Ingestion von Spülmitteln und anderen Schaumbildnern, Tensiden

Kontraindikationen

Im Notfall keine

Achtung

Erwachsene	Kinder
Je nach Schweregrad! sab simplex: mindestens 1 Teelöffel per os. Espumisan: 10–20 ml per os	Je nach Schweregrad! sab simplex: mindestens 1 Teelöffel per os Espumisan: 2,5–10 ml per os

Wirkungsweise

Unterdrückung der Schaumbildung durch Veränderung der Oberflächenspannung.

Nebenwirkungen

Bei sachgemäßer Verwendung keine.

Wechselwirkungen

Keine.

Dosierung

Erwachsene: Je nach Schweregrad!
sab simplex: mind. 1 Teelöffel per os.
Espumisan: 10–20 ml per os.

Kinder: Je nach Schweregrad!
sab simplex: mind. 1 Teelöffel per os.
Espumisan: 2,5–10 ml per os.

Toloniumchlorid

Toluidinblau
Amp. 300 mg/10 ml

Indikationen

Intoxikationen durch: Nitrate, Nitrite, aromatische Amine und Überdosierung 4-DMAP

Kontraindikationen

In diesen Notfall keine!

Achtung

Eigenfarbe kann Zyanose vortäuschen!

Erwachsene	Kinder
140 bis 400 mg streng i.v.	8 kg: 16–32 mg 20 kg: 40–80 mg 50 kg: 100–200 mg streng i.v.

Wirkungsweise

Redoxfarbstoff reduziert durch Methämoglobinbildner oxidiertes dreiwertiges Eisen in Erythrocyten, die dadurch wieder Sauerstoff transportieren können.

Nebenwirkungen

Bei höherer Dosierung Erbrechen. Nach intravenöser Injektion kann die bestehende Zyanose zunächst noch stärker werden, die Methämoglobinämie nimmt aber sehr rasch ab. Haut und Urin werden durch Toloniumchlorid blau verfärbt.

Dosierung

Erwachsene und Kinder: 2–4 mg/kg KG

Wirkstoffverzeichnis

Handelsnamenverzeichnis

Natriumchlorid

NaCl 0,9 %, E NaCl 0,9
Amp. 10 ml, Infusion 100 ml, Infusion 500 ml

Indikationen

Dehydratation, Trägerlösung, Lösemittel

Kontraindikationen

Achtung

Vorsicht bei hyperchlorämischer Azidose!
Zurückhaltende Dosierung bei terminaler Niereninsuffizienz

Erwachsene	Kinder
Entsprechend der Klinik!	Entsprechend der Klinik!

Vollelektrolytlösung

Elektrolyt-Infusionslösung 153, Jonosteril®, Parenteral, Ringer, Sterofundin®, Thomaejonin®, Tutofusin®
Infusion 500 ml

✓ Indikationen

Trägerlösung

✗ Kontraindikationen

Hyperhydratationszustände

! Achtung

Zurückhaltende Dosierung bei terminaler Niereninsuffizienz

Erwachsene	Kinder
Je nach Kreislaufverhältnissen und Erkrankung	Je nach Kreislaufverhältnissen und Erkrankung

Wirkungsweise

Vollelektrolytlösung zum Ersatz von Wasser und Elektrolyten des Extrazellulärraumes, d. h. Intravasalraum/Interstitium.

Nebenwirkungen

Gefahr der Ödembildung durch sekundäre Verschiebung in den Zwischenzellraum.

Wechselwirkungen

Phosphat-/carbonathaltige Lösungen: Ausfällung.

Hinweis

Im Vergleich zu kolloidalen Volumenersatzmittellösungen nur kurze Volumenwirkdauer (20–25 min). Bei schwerem Schock hat sich die Gabe von kolloidalen Lösungen (z. B. HES) und kristalloiden Lösungen im Verhältnis 1:2 etabliert, ohne dass es einen Beweis für die Überlegenheit einer bestimmten Lösung oder eines bestimmten Mischungsverhältnisses gibt.

Dosierung

Erwachsene und Kinder: Je nach Kreislaufverhältnissen und Erkrankung.

Thrombolyse/Fibrinolyse

Medikamentöser Eingriff in das menschliche Blut-Gerinnungssystem zur Auflösung von frischen Blutgerinseln.

✓ Indikationen

STEMI mit typischer Symptomatik und ST-Hebung im EKG, Beginn der Beschwerden nicht länger als 4–6 Stunden zurück, es sollte ein deutlicher Zeitvorteil gegenüber der Akut-PCI (Akut-PTCA) gegeben sein, sorgfältigste Nutzen-Risiko-Abwägung, Möglichkeit zur Behandlung von Komplikationen sollten vorhanden sein

✗ Kontraindikationen

Absolute Kontraindikationen (nach DGK, 2004): Hirnblutung in Vorgeschichte, Schlaganfall in den letzten 6 Monaten, Magen-Darm-Blutung in den letzten 4 Wochen, Unfall (SHT) oder Operationen/Punktionen in den letzten 3 Wochen, Tumorleiden, ZNS-Erkrankungen, aktive innere Blutungen, Blutungsneigung, Aortenaneurysma

! Achtung

Relative Kontraindikationen (nach DGK, 2004): TIA in den letzten 6 Monaten, Antikoagulanzientherapie, Schwangerschaft, nicht komprimierbare Gefäßpunktionen, schwere Hypertonie trotz Behandlung, aktives Magen-/Zwölffingerdarmgeschwür, floride Endokarditis, fortgeschrittene Lebererkrankung, traumatische CPR oder länger als 10 min

Alteplase (t-PA)

Actilyse®
Trockensubst. 10 mg/20 mg/50 mg, zur Lsg. mit 10 ml/20 ml/50 ml Aqua

Indikationen

Präklinische Lyse bei akutem Myokardinfarkt und dringendem Verdacht auf Lungenembolie

Kontraindikationen

Achtung

Erwachsene	Kinder
Kombination mit Heparin: Initial 15 mg in 2 min i.v., dann Infusion mit 50 mg über 30 min	keine Indikation

Wirkungsweise

t-PA ist ein körpereigener Fibrinolysefaktor. Als Medikament (rt-PA) – gegenüber dem physiologischen Wert etwa 1000-fach höher dosiert – bewirkt es eine Umwandlung des Proenzyms Plasminogen in aktives Plasmin. Es findet eine auf den Ort der Thrombusbildung begrenzte Fibrinolyse statt. Zusätzlich werden durch Plasmin Fibrinogen, Prothrombin und Gerinnungsfaktoren (V, VIII, IX, XI, XII) gehemmt, sodass es zu einer verminderten Gerinnungsfähigkeit des Blutes kommt.

Nebenwirkungen

Blutungen, vorübergehende Temperaturerhöhung, Blutdruckabfall, Tachykardie, Erbrechen.

Wechselwirkungen

Antikoagulanzien, Thrombozytenaggregationshemmer, nicht steroidale Antiphlogistika: erhöhte Blutungsgefahr.

Dosierung

Erwachsene: Initial 15 mg i.v., dann Infusion mit 50 mg über 30 min. Stets mit Heparin kombinieren.
Kinder: keine Indikation

Anistreplase (APSAC)

Eminase®
Trockensubst. 30 E., zur Lösung. mit 5 ml

Indikationen

Präklinische Lyse bei akutem Myokardinfarkt

Kontraindikationen

Achtung

Kein Heparin vorweg!
Anti-Streptokinasetiter beachten!

Erwachsene	Kinder
30 E. über 5 min i.v., vorher 40 mg Dexamethason	keine Indikation

Wirkungsweise

Enzymatische Auflösung von Thromben.

Nebenwirkungen

Blutungen, allergische Reaktionen, vorübergehende Temperaturerhöhung, Flush, Blutdruckabfall, Bradykardie, Arrhythmien, Übelkeit, Erbrechen.

Wechselwirkungen

Antikoagulanzien, Thrombozytenaggregationshemmer, Dextrane: erhöhte Blutungsgefahr.

Dosierung

Erwachsene: 30 Einheiten über 5 Minuten i.v., vorher 40 mg Dexamethason geben.
Kinder: keine Indikation

Reteplase

Rapilysin 10 U
Trockensubst. 10 U Reteplase
zur Lsg. mit 10 ml Aqua in Fertigspritze

✓ Indikationen

Präklinische Lyse bei akutem Myokardinfarkt

✗ Kontraindikationen

! Achtung

Erwachsene	Kinder
Zwei Bolusinjektionen zu 10 U im Abstand von 30 min i.v.	keine Indikation

Wirkungsweise

t-PA ist ein körpereigener Fibrinolysefaktor. Als Medikament (rt-PA) – gegenüber dem physiologischen Wert höher dosiert – bewirkt es eine Umwandlung des Proenzyms Plasminogen in aktives Plasmin. Es findet eine auf den Ort der Thrombusbildung begrenzte Fibrinolyse statt. Zusätzlich werden durch Plasmin Fibrinogen, Prothrombin und Gerinnungsfaktoren (V, VIII, IX, XI, XII) gehemmt, sodass es zu einer verminderten Gerinnungsfähigkeit des Blutes kommt. HWZ: 15 min.

Nebenwirkungen

Blutungen, kardiale Arrhythmien, Blutdruckabfall, anaphylakt. Reaktionen.

Wechselwirkungen

Antikoagulanzien, Thrombozytenaggregationshemmer: Blutungsgefahr steigt.

Dosierung

Erwachsene: Zwei Bolusinjektionen zu 10 U im Abstand von 30 Minuten i. v.
Kinder: keine Indikation

Tenecteplase

Metalyse
Trockensubstanz mit Lösungsmittel, 10000 I.E., 10 ml

✓ Indikationen

Präklinische Lyse bei akutem Myokardinfarkt

✗ Kontraindikationen

! Achtung

Vorbehandlung mit unfraktioniertem Heparin erforderlich!

Erwachsene	Kinder
Bolusinjektion 1000 I.E./ 10 kg KG i.v.	keine Indikation

Wirkungsweise

Rekombinanter fibrinspezifischer Plasminogen-Aktivator. HWZ: 20–30 min.

Nebenwirkungen

Blutungen (z. B. gastrointestinal < 10 %, Nasenbluten < 10 %, intrazerebral < 1 %), Hypotension, Tachykardie-Bradykardie, Angina Pectoris, Reinfarkt, kardiogener Schock, Perikaridtis, Lungenödem, Herzkreislaufstillstand, Mitralinsuffiziennz, Perikarderguss, Thrombose, Herzbeuteltamponade, Übelkeit, Erbrechen, Fieber, anaphylaktoide Reaktionen mit Larynxödem.

Wechselwirkungen

Medikamente mit Einfluss auf Blutgerinnung und Thrombozytenfunktion: erhöhte Blutungsgefahr.

Dosierung

Erwachsene: Bolusinjektion 1000 I. E./10 kg KG i. v.
Kinder: keine Indikation

Klebeschema 12-Kanal-EKG

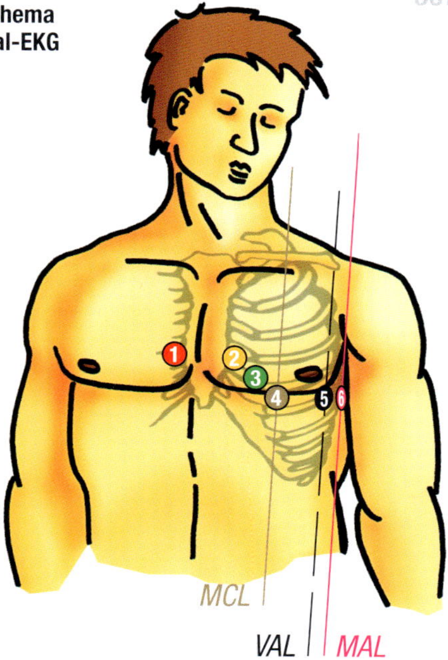

Alles gar nicht so schwer! Zuerst die 4 Extremitäten!

(1) 4. ICR (Intercostalraum), rechts am Brustbein,

(2) 4. ICR, links am Brustbein,

(4) 5. ICR, auf gedachter Linie von der Schlüsselbeinmitte (MCL),

(3) zwischen (2) und (4),

(5) vordere Linie der Achsel (VAL), gleiche Höhe wie (4),

(6) Linie von Achselmitte (MAL) wieder gleiche Höhe wie (4)

ⓘ

Glasgow-Coma-Scale

Test	Erwachsene	Punkte
Augen öffnen	spontan	4
	auf Aufforderung	3
	nach Schmerzreiz	2
	nicht	1
verbale Antwort	orientiert	5
	verwirrt	4
	inadäquat (Wortsalat)	3
	unverständliche Laute	2
	keine	1
beste motorische Reaktion (Bewegung)	gezielt auf Aufforderung (Befolgen von Anweisungen)	6
	gezielte Abwehr auf Schmerzreiz	5
	ungezielte Abwehr auf Schmerzreiz	4
	Beugesynergismen auf Schmerzreiz	3
	Strecksynergismen auf Schmerzreiz	2
	keine	1

Anwendungsbeispiel: Der Schweregrad eines Schädel-Hirn-Traumas wird nach dem initialen GCS-Wert ermittelt:

13–15 Punkte: Leichtes Schädel-Hirn-Trauma
9–12 Punkte: Mittelschweres Schädel-Hirn-Trauma
3–8 Punkte: Schweres Schädel-Hirn-Trauma (intubationspflichtig)

Test	Kinder	Punkte
Augen öffnen	spontan	4
	auf Aufforderung (ggf. Schreien)	3
	nach Schmerzreiz	2
	nicht	1
verbale Antwort	fixiert, verfolgt, erkennt, lacht	5
	fixiert und verfolgt inkonstant, erkennt nicht sicher, lacht nicht situationsbedingt	4
	nur zeitweise erweckbar, trinkt und isst nicht	3
	ist motorisch unruhig, jedoch nicht erweckbar	2
	tief komatös, kein Kontakt zur Umwelt	1
beste motorische Reaktion (Bewegung)	gezielt auf Aufforderung (Befolgen von Anweisungen)	6
	gezielte Abwehr auf Schmerzreiz	5
	ungezielte Abwehr auf Schmerzreiz	4
	Beugesynergismen auf Schmerzreiz	3
	Strecksynergismen auf Schmerzreiz	2
	keine	1

Verbrennung/Verbrühung Erwachsene (> 15 Jahre)

Verbrennung von		1.°	2.°	3.°
Kopf	7 %			
Hals	2 %			
Rumpf vorne	13 %			
Rumpf hinten	13 %			
Gesäßhälfte, rechts	2,5 %			
Gesäßhälfte, links	2,5 %			
Genitalien	1 %			
Oberarm, rechts	4 %			
Oberarm, links	4 %			
Unterarm, rechts	3 %			
Unterarm, links	3 %			
Hand, rechts	2,5 %			
Hand, links	2,5 %			
Oberschenkel, rechts	9,5 %			
Oberschenkel, links	9,5 %			
Unterschenkel, rechts	7 %			
Unterschenkel, links	7 %			
Fuß, rechts	3,5 %			
Fuß, links	3,5 %			
GESAMT				

Schwereabschätzung bei brandverletzten Erwachsenen

	Verbrennungsausmaß		
Verbrennung	gering	mittel	hoch
1. Grad (epidermale Schädigung)	< 50 %	> 50 %	
2. Grad (dermale Schädigung)	< 10 %	10–20 %	> 20 %
3. Grad (subdermale Schädigung)	< 2 %	2–10 %	> 10 %

Verbrennung/Verbrühung Kinder (< 15 Jahre)

Verbrennung von	1–4 Jahre	5–9 Jahre	10–14 Jahre	15 Jahre	1.°	2.°	3.°
Kopf	17 %	13 %	11 %	7 %			
Hals	2 %						
Rumpf vorne	13 %						
Rumpf hinten	13 %						
Gesäßhälfte, rechts	2,5 %						
Gesäßhälfte, links	2,5 %						
Genitalien	1 %						
Oberarm, rechts	4 %						
Oberarm, links	4 %						
Unterarm, rechts	3 %						
Unterarm, links	3 %						
Hand, rechts	2,5 %						
Hand, links	2,5 %						
Oberschenkel, re.	6,5 %	8 %	8,5 %	9,5 %			
Oberschenkel, li.	6,5 %	8 %	8,5 %	9,5 %			
Unterschenkel, re.	5 %	5,5 %	6 %	7 %			
Unterschenkel, li.	5 %	5,5 %	6 %	7 %			
Fuß, rechts	3,5 %						
Fuß, links	3,5 %						
GESAMT							

Beachte:
In der Praxis wird das Verbrennungsausmaß häufig zu hoch, die Verbrennungstiefe aber eher zu niedrig eingeschätzt.

ⓘ

Algorithmus Advanced Life Support – CPR Erwachsene

nach ERC 2010

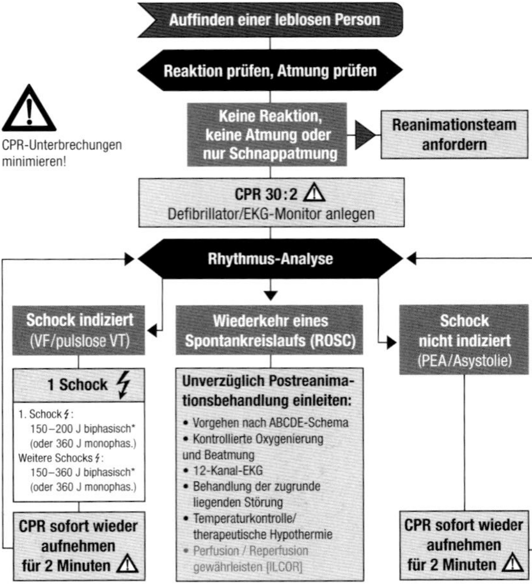

Während CPR:

- Hohe CPR-Qualität sicherstellen (Frequenz, Tiefe, Entlastung)
- Maßnahmen **vor** notwendiger CPR-Unterbrechung planen!
- Sauerstoffzufuhr
- Erwäge Atemwegssicherung und Kapnographie
- Thoraxkompressionen ohne Unterbrechung für Beatmung, sobald Atemweg gesichert
- Gefäßzugang (intravenös/intraossär)
- Adrenalingabe alle 3–5 min (bei VF/VT: erst nach 3. Schock)
- Reversible Ursachen beheben

Potenziell reversible Ursachen:

- **H**ypoxie
- **H**ypovolämie
- **H**ypo-/Hyperkaliämie/ metabolische Störung
- **H**ypothermie
- **H**erzbeuteltamponade
- **I**ntoxikation
- **T**hromboembolie (koronar/pulmonal)
- **S**pannungspneumothorax

* Empfehlung des Geräteherstellers beachten! Wenn nicht bekannt: maximal mögliche Energie.

Stichwortverzeichnis

A

B

C

D

E

R

S

Abkürzungsverzeichnis

a. M.	aktive Metabolite
ACC	Acetylcystein
ACE	Angiotensin-Converting-Enzym
alt.	alternativ
AMP	Adenosin-Monophosphat
Amp.	Ampulle/Ampullen
AP	Angina pectoris
ASS	Acetylsalicylsäure
AV	atrio-ventrikulär; die Vorhof-Kammer (-Überleitung) am Herzen betreffend
cAMP	zyklisches Adenosin-Monophosphat
CO	Kohlenmonoxid
COPD	chronic obstructive pulmonary disease
CPR	Kardiopulmonale Reanimation (Herz-Lungen-Wiederbelebung)
DD	Differenzialdiagnose
DGK	Deutsche Gesellschaft für Kardiologie – Herz- und Kreislaufforschung
E	Einheit/Einheiten
EKG	Elektrokardiogramm („Herzstromkurve“)
Erw.	Erwachsene
Fl.	Flasche
GABA	Gamma-Aminobuttersäure
GCS	Glasgow-Coma-Scale
GI	gastrointestinal (Magen-Darm)
h	Stunde/Stunden
H1/H2	Histaminrezeptoren (Typ 1/Typ 2)
HES	Hydroxyethylstärke
HF	Herfrequenz
HIT	Heparin-induzierte Thrombopenie
HKS	Herz-Kreislauf-Stillstand
HLW	Herz-Lungen-Wiederbelebung
HWZ	Dominante Halbwertzweit (i. d. R. terminale Eliminations-Halbwertzeit bei nieren-leber-gesunden Erwachsenen)
HZV	Herzzeitvolumen (l/min)
I. E.	Abkürzung für Stoffspezifische Mengeneinheit: z. B. Immunitätseinheit (Antitoxin), internationale Einheit (Antibiotikum, Heparin), Insulineinheit
i. m.	intramuskulär (Injektion in den Muskel)
i. o.	intraossär (Injektion ins Knochenmark)
i. v.	intravenös (Injektion in die Vene)
ICP	Intrakranieller Druck („Hirndruck“)
Inf.	Infusion
Inj.	Injektion
kg KG	Kilogramm Körpergewicht
KHK	Koronare Herzkrankheit
lgs.	langsam
LJ	Lebensjahr
LM	Lebensmonat
Lsg.	Lösung